癌症專業權威團隊　傳授家庭健康生活處方

防癌抗癌5功寶典

專家傳授防癌抗癌寶典，只要身體力行 5 個功法，
就能降低 60 至 70% 的罹癌風險！

台灣癌症基金會專業醫療團隊＆顧問群◎合著

中央研究院院士＆
台北醫學大學台北癌症中心院長　彭汪嘉康◎總策畫
萬芳醫院癌症中心主任暨內科教授　賴基銘◎總主筆

U0032131

[天天蔬果彩虹 579]

兒童

5　蔬菜 3 份　＋　水果 2 份

女性

7　蔬菜 4 份　＋　水果 3 份

男性

9　蔬菜 5 份　＋　水果 4 份

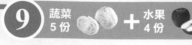

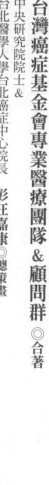

Contents
總 目 錄

Part—1　防癌抗癌有 **5** 功

防癌抗癌第 1 功：蔬果彩虹 579

富含植化素的蔬果被證實可抑制癌細胞的成長機制。依照不同性別、年齡，多樣均衡攝取多種顏色的蔬果，可藉助各種生物效應相輔相成來防癌抗病。

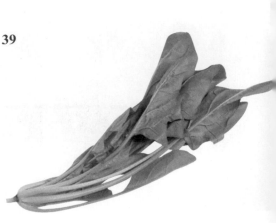

天天蔬果彩虹 579 的應用食譜

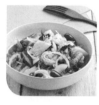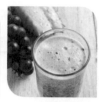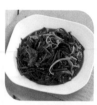

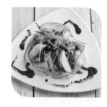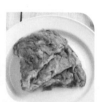

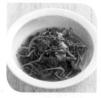

Contents
總 目 錄

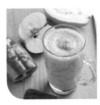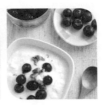

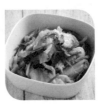

防癌抗癌第 2 功：規律運動

運動可維持或增強體能、降低體脂肪、降低胰島素阻抗、減少慢性發炎、調節賀爾蒙和免疫力，降低癌症、高血壓和糖尿病的發生。罹癌後開始規律運動，也可有效降低死亡率。

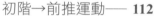

●●●●●●●● 肌耐力訓練動作範例 ●●●●●●●●

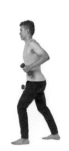

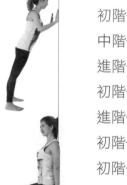

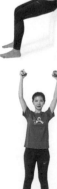

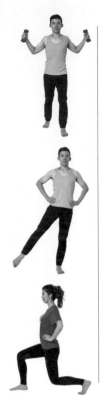

防癌抗癌第 3 功：體重控制

許多研究顯示，肥胖者會增加子宮頸癌、胃癌、膽囊癌、大腸癌、腎臟癌及乳癌、子宮內膜癌的風險，若體重超過理想體重的 40%，男性會增加 33% 的罹癌機會，女性會增加 55% 罹癌的機會。因此，除減少脂肪的攝取，控制體重也非常重要。

防癌抗癌第 4 功：遠離菸檳

吸菸可能增加肺癌、口腔癌、喉癌、鼻竇癌、肝癌、胰臟癌、胃癌、子宮頸癌、乳癌、大腸癌、腎癌和膀胱癌等風險。已罹癌的吸菸者，戒菸仍可降低罹患第二種癌症機率。若同時有嚼檳榔及和吸菸的習慣，將大幅增加口腔癌與食道癌的罹患率。

防癌抗癌第 5 功：定期篩檢

癌症是正常細胞經過基因變異的長期累積演變而成，因此可以在癌前病變或演變至癌症之前透過定期篩檢加以中間攔截。早期發現、早期治療，存活率相對提高，甚至有很多癌症是可以治癒的。

Contents
總　目　錄

Part—2　防癌抗癌的迷思與解惑

防癌迷思與解惑

抗癌迷思與解惑

Part—3
10 位抗癌鬥士與照護者的經驗分享與啟發

附錄—防癌抗癌功力再增強

一本實用的健康生活寶典

吳成文／中研院院士、陽明大學特聘講座、台灣癌症基金會董事

根據國民健康署最新的統計資料，2014 年臺灣癌症的發生數為 10 萬 3147 人，比前一年增加 4004 人，癌症時鐘也加快 12 秒，加速到每 5 分 6 秒即有一位罹癌的病友。

國人癌症人數不斷攀升，這與人口老化以及篩檢技術的精進有關，但是如何防範這一個威脅生命的疾病，若以預防的觀念評估，其實一般社會大眾的生活習性，無論飲食、作息以及正確的健康觀念等，還有許多需要調整的地方。

我想這就是台灣癌症基金會這 20 年來，以一個社會團體重視國人健康所秉持的理念，不斷呼籲以及身體力行地教導民眾，如何以正確的觀念維護自己的健康，就蔬果彩虹 579（**正確飲食**）、規律運動、戒絕菸害、控制體重、定期篩檢，5 大項目「**天天練 5 功**」來多管齊下，期待教導民眾匡正不良的生活態度以管理自己的健康，而能遠離癌症的侵擾。

然而對一般民眾來說，這麼多的資訊要如何消化？以及是否有辦法整合出一個實用的指南。例如：何謂正確的飲食？各種蔬果食材的營養價值、應如何選擇？甚而進一步指引烹調的方法。至於談及持續的運動，對多數的上班族，在工作忙碌之餘如何持續規律的運動，甚或是體力較不足的病患或熟齡階層，如何以適

量的運動來維持健康體魄,以及必須摒除不良的生活習慣(例如遠離菸害、規律的作息)等。這些均是民眾切身關注的內容,需要以一個集中以及整合的樣貌,來幫助社會大眾有所遵循。

這一本書,就是台灣癌症基金會呈獻給民眾的實用生活寶典,這是基金會累積了 20 年無論就營養飲食、治療期間的療護、運動健康觀念的導引,以及關懷癌症病友身心靈等,所有經驗與知識的累積,以 20 年磨一劍的真情用心,回饋給癌友以及一般民眾。期待建立一個正確與健康的生活規範,教導民眾積極地儲備自己的健康資本。

書中除卻上述迎向健康生活的知識與資訊,更難能可貴的是,分享的癌友們積極對應治療,挑戰癌症的勇毅過程,每一篇章都是動人的生命故事,以熱愛生命的眼界,激勵病友正面回擊癌症的挑釁,樂觀地在治療中活出有尊嚴的生命景觀。

一本實用的健康生活寶典,見證了台灣癌症基金會 20 年來不斷地「創造健康福爾摩沙」與「熱愛生命」的立會宗旨,這一路走起來不易,而其最大的欣慰就是希望民眾遠離癌症疾病的威脅,我更鼓勵大家均擁有這一本書冊,全民攜手來邁向健康。

相應法門 奇妙防癌

張金堅／乳癌防治基金會董事長

在宗教哲學裡有一個奇妙的名詞，稱為「相應」，人跟神之間要有善念的相應，就能獲得心的安和，人跟人之間要有好的相應，就能成為知己，如果將這相應的道理用在自己的身體上，就是與健康相應，也是預防醫學的最佳實踐。

相應，是相互的感應，從日常飲食、生活習慣到心靈狀態都是如此，大家都知道，即使是最可怕的癌症，都很難說是像流感一樣地立即爆發，是歷經較長時間的發展結果，在這樣的認知下，要防癌、抗癌，就可以從「相應」的理路著手，從飲食、運動、生活去和自己的身體相應，健康就在這些好的相應中，連每吸一口氣、喝每一口水，都會讓身體產生感應。

又如抽菸、嚼檳榔、酗酒，大家都知道是肺癌、口腔癌、肝癌的元凶，是人體健康最不相應的東西，想戒卻又缺乏斷癮之決心。本書收集 10 位癌症病友的經歷分享，大多數的病友的第一

時間都會這樣的吶喊：「為什麼是我？」或許癌症致病的原因很多，看看他們的經歷，想想自己的高風險行為，以癌為戒，以病友為師，最能升起決心。

台灣癌症基金會長期推廣防癌令人欽佩，時值成立 20 週年出版這本好書，很深入介紹防癌抗病的健康秘笈，告訴讀者：「先天基因雖然註定了，但後天因素可以靠自己改變。」這樣的改變就有賴「健康相應法門」，如法防癌、如法醫癌、如法樂活，盡在本書之中。

人身難得，健康自求，祈願台灣的「癌症時鐘」能緩慢下來！祈願民眾永遠健康遠離癌魔！本人誠摯推薦大家進入本書練「功」，與健康幸福相應。

防癌全方位 抗癌 20 歲

簡文仁／中華肌內效協會理事長、國泰綜合醫院物理治療師

　　台灣癌症基金會在王金平董事長的領導下創立，聯合全國各界，努力消除癌症對國人健康的威脅，於今已經 20 年。為了 20 周年慶，出版這本專書獻給國人。

　　癌症的成因複雜，因此防治之道也不簡單。經多年的學術研究與病友的生活分析，整合成五大面向，提出了「全民練 5 功，防癌就輕鬆」的具體建議，詳列於書中，希望國人都能做到「蔬果彩虹 579」、「規律運動」、「體重控制」、「遠離菸檳」、「定期篩檢」這 5 大功夫，就能降低罹癌的風險，就算肇因於基因變異，環境汙染的影響而得了癌症，也能因此 5 功而減緩癌症的傷害及復發。

　　此外，本書也收集很多網站上、媒體上、甚至鄉談巷議中，關於癌症的迷思與困惑，這些沒有學理根據，沒有實證醫學支持的說法與做法，有些可能只是少數個案的報告，有些甚至是某人杜撰出來的，率爾相信採行，實在不好，如果因此而花了冤枉錢，

甚至誤了治療時機，那就更害了大家。值得靜下心來細讀思考。

　　當然醫學學理是重要的，大家要相信專家，但更重要的是實際的照護。我們都知道，每個人都是獨特的，過去不同的生活經驗，成長背景，現在不同的健康體能，病程、病期，照護的方法都有可能不一樣，很多人面對自己或親人的照護，常會手忙腳亂、六神無主，如果有別人的經驗分享，至少可以參考比較，會更為安心與順手。書中第3單元，10位抗癌鬥士與照護者的經驗分享，非常實用，值得一讀。

　　非常感佩台灣癌症基金會20年來對癌友，對社會的幫助很大，貢獻很多。時值20週年慶，又出版這麼精闢實用的專書，我鄭重推薦，不只癌友及家人可以從中挖寶抗癌，一般國人也可以從中獲得啟發及帶領。早早練好「5功」遠離癌症的威脅，享受健康的生活。

全方位的防癌抗癌健康指南

蘇秀悅／台北醫學大學附設醫院營養室主任

　　這是一本全方位的「防癌抗癌」的書，藉由「5功」秘笈：飲食、運動、體重、篩檢、無菸檳等來達成。現今癌症的多元化治療效果相當卓著，使得癌症存活率、存活者，隨著醫學的進步，均持續的增加與增多。

　　癌症治療後的復原期生活，包括已無癌症或病情穩定期，此階段以協助病人達成健康飲食、體重管理、健康飲食、運動與健康生活型態建立，是預防癌症復發、第二原發癌或其他慢性疾病發生的重要原則。

　　美國癌症學會對癌症患者也提出多吃蔬菜、水果與全穀類的飲食型態；規律的運動，尤其要達到每週至少150分鐘中等強度運動，包含至少有兩天的重力訓練；達到與維持健康體重等，以維持健康，抵抗癌症。

　　本書有完整的蔬果中抗癌營養素與抗癌食物的資訊，並附有食譜教導讀者做健康餐點。坊間很多防癌飲食，也讓很多癌症病患無所是從，內容中對於常見的防癌迷思，有精闢的分析與說明。

　　關於飲食的部分，研究發現飲食是會影響癌症病人的復發與存活率，如：乳癌病人，多吃蔬菜、水果、全穀、白肉的飲食型態，

比吃精緻穀類、加工肉品與紅肉、高脂奶類與炸薯條的飲食型態者，有較低的死亡率。

因此均衡攝取足夠，而不過量的六大類食物，包括全穀根莖類、豆魚肉蛋類、低脂奶類、蔬菜、水果、油脂類、堅果種子類等，是抗癌飲食的不二法則。在日常生活中，多吃未經加工之全穀類食物；每天至少 3～5 份蔬菜及 2～3 份水果，尤其深綠色及紅、黃色之蔬果；但盡量避免油炸、烘焙食品等；炒菜用油不過熱；避免過於高溫的烹煮蛋白質食物，如牛、豬肉等；避免碳烤、燒烤（**尤其是火焰直接接觸的肉類**）、醃漬、煙燻等肉類；少吃醃製、過度添加人工甘味料、色素等食品。

文中特別提醒大家，不要覺得自己生病了，就不能運動，反而鼓勵癌症病友要多做運動，因為運動才是抗癌良藥。鼓勵大家除了走路、騎腳踏車、慢跑、游泳等有氧運動外，還要加上肌耐力訓練，並有圖示教導正確的姿勢，讓讀者能清楚的學習到正確姿勢。其中最讓人感動的是癌友們的經驗分享，每一位在抗癌治療的辛苦歷程，都是一頁頁難能可貴的經驗；對醫療人員而言都是最好的學習課本。感謝 10 位病友願意把抗癌的心路歷程分享給大家。

本書提供完整的抗癌訊息，尤其在飲食上，如何選擇優質食物、以健康的烹調法製作出安全營養的食物，讓癌友們在抗癌過程中，維持最佳的營養狀態，相信必能戰勝癌症。

董事長序

堅守 20 邁向無癌希望工程

王金平

財團法人台灣癌症基金會董事長

　　台灣癌症基金會自 1997 年 12 月正式成立至今整整 20 年，一路走來看著基金會為國家社會所做的貢獻，為國人健康所做的努力，不僅深入各項教育，推動癌症預防，更提供癌友全方位照護與服務，20 年來徹底改變了國人對於癌症等於絕症的傳統觀念，這長時間的過程，看著基金會一步步踩著堅毅的步伐向前，而金平也能夠與大家一起在其中擔任關鍵的力量，心中有無限的感動與感恩。

　　遙想當年與已故總統府資政蔣彥士、中央研究院院士彭汪嘉康以及當時擔任國家衛生研究院台灣癌症臨床研究合作組織賴基銘主任，在四處奔走下成立了台灣癌症基金會。從宣導「天天 5 蔬果」的飲食防癌觀念開始，到「蔬果彩虹 579」以及「全民練 5 功‧防癌就輕鬆」的整合性生活防癌理念，向社會大眾持續深入防癌教育，努力降低國人癌症的發生率。

　　除了防癌的推廣，關懷癌友、照護癌友更是近 10 年來的業務重點，成立北部、南部「癌友關懷教育中心」，銜接全國各大醫院，提供癌友確實的照護與服務，不只是讓癌友更有生活品質

的完成各個療程，更重要的目的，是希望幫助癌友更有信心的邁向康復。

看著台灣癌症基金會一步一腳印，從小規模的組織到現在逐漸壯大，依舊沒有遺忘當初創立的理念與宗旨：推廣全民防癌教育、促進癌症研究發展、推動癌症防治相關政策、提高癌症治療水準、落實癌友關懷服務等，20年來所有夥伴不遺餘力的實踐著，著實令人深感欣慰。

而今時屆20週年里程碑之際，基金會規劃這本《防癌抗癌5功寶典》書籍，融合本會長年推廣的「全民練5功‧防癌就輕鬆」整合性的觀念，更深入教導民眾如何在日常生活中遠離癌症的威脅，這是一本「無癌生活，從家庭做起」的家庭防癌實用書籍，希望透過這本書，可以讓「人人健康，全家富足」，這是基金會20週年要祝福全國民眾的健康大禮，也是彼此祝福的健康禮物。相信只要國人深入閱讀這本書籍，並且確實落實書籍裡教導的所有觀念，必定能讓癌症遠離，真正邁向無癌願景。

勤練 5 功 喚醒身體防癌功能

彭汪嘉康

中央研究院院士／台北醫學大學 台北癌症中心院長
台灣癌症基金會副董事長

出版這本書的同時也是台灣癌症基金會 20 週年，身為基金會副董事長，從創會至今，雖然孜孜矻矻於醫學研究及醫院看診，但是仍時刻心繫基金會內大小事務，也參與多項執行方針及決策，看著基金會一路走來，10 年、15 年、20 年不斷的創新與成長，而我的心境也跟著基金會與時俱進。

猶記得創會之初，與基金會的董事們以及賴基銘執行長全心投入宣導癌症預防，積極奔走催生「癌症防治法」，並從美國引進「天天 5 蔬果」、「蔬果彩虹 579」健康飲食觀念，而 2012 年更發起「全民練 5 功 防癌就輕鬆」口號，呼籲從「蔬果彩虹 579」、「規律運動」、「體重控制」、「遠離菸檳」、「定期篩檢」這五項整合性的生活防癌守則，教導民眾以及我們的下一代遠離癌症。

另外，基金會也自 2007 年開始，全心投入癌友關懷與服務，並於南、北各成立「癌友關懷教育中心」，針對癌友需求，提供系列關懷，透過溫暖的關懷與專業的教導，輔導癌友及其家屬，不再絕望與無助，可以順利的邁向康復之路。

　　過去基金會推動無數健康防癌議題，都引起了極大的迴響與共鳴，也因此多數國人除了更關注自身健康之外，也期待能夠在有效益的情形下落實執行。因此在 20 週年之際，我們本著當初創會的初衷，希望能喚起國人身體力行健康防癌的生活習慣，策劃出版了這一本家庭實用的防癌書籍—《防癌抗癌 5 功寶典》，透過癌症專業權威團隊，傳授家庭健康生活處方，讓民眾將正確的防癌觀念紮根，進而希望影響所有的家庭。

　　癌症預防就是一種健康生活型態的展現，正確落實「全民練 5 功」的健康生活，可以降低 60％～ 70％的罹癌風險，而這本書中所撰寫的 5 個功法，有別於一般的口號，而是教導民眾如何有技巧的做到，內容規劃上也強化各種示範範例，讓民眾可以依照範例實行，因此只要民眾將它當做每天健康生活的參考書籍，就可以輕易喚起身體的防癌功能，幫助自己遠離癌症的威脅。

防癌 從落實「全民練5功」開始

賴基銘醫師

台灣癌症基金會執行長／台北醫學大學萬芳醫院內科教授暨癌症中心主任

　　癌症自1982年起即高居國人十大死因的首位，人人談癌色變，作為一位腫瘤科醫師最常被問到的話題就是「癌症可以預防嗎？」過去許多研究都指出癌症的發生和飲食息息相關；因此，台灣癌症基金會自1997年創立以來，就致力於以最生活化、最貼近民眾的方式宣導「癌症不是絕症」、「癌症是可以預防」的觀念，而癌症預防最簡而易行的方式就是從日常飲食及生活習慣的改變做起。

　　基金會於1999年率先推動「天天5蔬果」全民飲食防癌運動，將多吃蔬果可以降低罹癌風險的醫學實證，透過「天天5蔬果」的口號，鼓勵民眾要在每天的飲食中吃到5份新鮮的蔬菜和水果，讓蔬果中植化素（phytochemicals）所具有的各種生物效應得以提升身體對抗癌細胞的防護力，很高興看到「天天5蔬果」過去幾年已成為民眾耳熟能詳的口號，並且被視為健康飲食的準則，且在2007年由衛生福利部將「天天5蔬果」列為健康飲食公共政策。

　　隨後台灣癌症基金會更將蔬果防癌飲食宣導的口號從「天天5蔬果」進一步推向「蔬果彩虹５７９」，鼓勵民眾應該根據不同

的年齡、性別，攝取不同份數的蔬果，並且強調要做到各種顏色的蔬果都均衡攝食的「彩虹原則」，才可以達到防癌及預防各種文明病的效果。2011 年衛生福利部也將「蔬果彩虹５７９」的概念融入國民每日飲食指南的建議。

然而，癌症的成因多元而複雜，遺傳、基因和家族史固然與癌症的發生有關，但是許多流行病學及臨床研究都一再指出後天的生活型態其實扮演更重要的角色，所以只有從每天生活型態的調整，才能遠離癌症的威脅。因此，基金會在 2012 年 2 月 4 日世界癌症日推出癌症預防的整合性概念，提出「全民練５功・防癌真輕鬆」的口號，所謂「５功」指的是健康生活形態的五個守則，就是「蔬果彩虹５７９」、「規律運動」、「體重控制」、「遠離菸檳」、「定期篩檢」，提醒民眾除了落實健康生活型態，還要做好自我健康管理，就可以降低約60％～70％的罹癌風險。

適逢台灣癌症基金會成立 20 週年，因此特別將基金會過去多年來所積極推動的「全民練５功」之宣導集結成書，邀請多位專家學者特別著墨於如何在生活中實踐的法門，尤其是以「請您

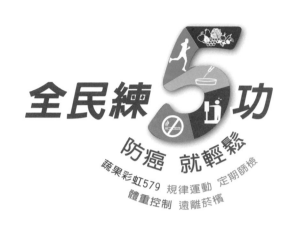

全民練 **5** 功

防癌　就輕鬆

蔬果彩虹579　規律運動　定期篩檢
體重控制　遠離菸檳

跟我這樣做」的方式來撰述，就是希望民眾能夠把最具成效的抗癌防癌處方，可以輕易落實在日常生活中。

在「蔬果彩虹５７９」的章節中，除了要讓民眾對蔬果飲食防癌的原理有更詳盡的了解外，還包含了如何增加蔬果攝取量的秘訣，並且提供了 20 種彩虹蔬果好食材的極簡易食譜，讓多蔬果飲食成為真正的防癌、抗癌尖兵。而在「規律運動」的章節，要讓民眾了解運動是防癌抗病的良藥，如何規劃運動並搭配日常生活中的活動，以達到應有的運動量，同時提供有氧運動、肌耐力訓練以及伸展運動的示範。

肥胖已被證實會增加罹癌的風險，「體重控制」要從做好飲食管理、控制熱量的攝取並搭配適量的運動，才能維持健康體重，進而遠離癌症和代謝症候群的威脅。而癌症死亡人口中有三分之一與抽菸有關，二手菸和三手菸的隱形危害更不遑多讓；此外，在台灣因為嚼檳榔引起的口腔癌更是排名前五大的癌症，香菸跟檳榔的殺傷力不容小覷，所以戒菸及戒檳榔的撇步不可不知。

　　有些癌症早期無明顯症狀，有些癌症則由癌前病變逐漸演變而成，臨床實證顯示，大規模推動大腸癌、口腔癌、乳癌及子宮頸癌這四項癌症篩檢，可以有效降低這四種癌症的發生率或死亡率，因此，合乎目前國健署所提供免費四癌篩檢的民眾，一定要定期去做篩檢，才能有機會發現癌前病變或早期癌症，進而早期治療甚至治癒癌症。另外，對於台灣高發的癌症，特別是高居男、女性癌症死亡原因首位的肺癌，民眾更要高度警覺，做好主動的篩檢。

　　本書更邀請了 10 位曾經當選台灣癌症基金會的抗癌鬥士及其照護家屬來分享抗癌心得，並提供民眾癌症高危險族群的自我檢視表，以提高民眾對癌症的警覺和認知；同時釐清諸多坊間常見的防癌抗癌迷思並加以解惑。

　　本書的出版無非就是要讓民眾知道防癌宣導不是遙不可及的空泛口號，而是生活中隨時垂手可得且可以具體落實的良方，期待這本書能夠成為每個家庭健康防癌的生活寶典！

PART 1

*

防癌抗癌有 5 功

隨著經濟結構變遷和生活飲食型態的轉變，加上環境汙染因子的影響，國人大腸直腸癌、肺癌、乳癌、口腔癌、攝護腺癌、甲狀腺癌等各種癌症發生率逐年成長，但癌症並非一朝一夕促成，也非單一因素導致，只有從日常生活習慣上改變，才能遠離癌症的威脅。因此，台灣癌症基金會長期推廣「全民練 5 功，防癌就輕鬆」的理念，為大眾指出健康生活型態的五個守則，身體力行就能降低 60%～70%的罹癌風險！

◎第 1 功：蔬果彩虹 579

多元攝食紅、橙、黃、綠、藍、紫、白等各種顏色的蔬菜水果，並達到足夠的每日建議份量：12 歲以下兒童 3 蔬 2 果、成年女性 4 蔬 3 果、男性 5 蔬 4 果（蔬菜一份大約是一個家用飯碗 8 分滿的量，水果一份約為 1 個拳頭大小）。

兒童（12 歲以下）		女性（12 歲以上）		男性（12 歲以上）	
蔬菜 3份	水果 2份	蔬菜 4份	水果 3份	蔬菜 5份	水果 4份
5		7		9	

◎第 2 功：規律運動

　　每天最少 30 分鐘，每週至少 3 次，進行心跳速率達每分鐘 130 下的中強度運動，即所謂的 333 原則，不僅可以維持健康體態，還能預防肥胖引起的諸多慢性疾病風險！

◎第 3 功：體重控制

　　維持「身體質量指數」（BMI 值）介於 18.5 ～ 24 之間，以及理想的腰圍（男性不超過 90 公分；女性不超過 80 公分），若過重則要趕緊擬訂體重控制計劃，包括飲食、運動和生活型態改變，以減少熱量攝取，並增加熱量消耗，達到總熱量控制的目的。

◎第 4 功：遠離菸檳

　　檳榔中的添加物會造成口腔黏膜病變，菸草中的菸焦油含多種致癌物會增加罹患癌症的風險，所以，想要遠離癌症首先就得遠離檳榔、香菸和二手菸！

◎第 5 功：定期篩檢

　　癌症早期並無明顯症狀，因此定期篩檢非常重要，越早診斷和治療，存活率與治療成果越好！民眾可多利用政府提供的免費四癌篩檢：大腸癌、口腔癌、乳癌、子宮頸癌，以及針對國人高發癌症，例如肺癌、肝癌等進行自主篩檢。

防癌抗癌第 1 功：蔬果彩虹 579

罹癌人數愈來愈多，細查近幾年登上 10 大排行榜的癌症，多數都與飲食息息相關，飲食絕對是其中重要關鍵。

近年來，國人飲食習慣由粗茶淡飯轉變為精緻飲食，肉類的攝取明顯增加，蔬果卻總是吃得不夠！「蔬果彩虹 579」的觀念就是希望從攝食足量（**份數達到 5、7、9**）且多種顏色多樣化（**彩虹攝食**）的蔬果中獲取具有防癌、抗癌效果的植物性食物中的生化素（Phytochemicals，**簡稱植化素**），再加上糙米、全麥和豆類，增加膳食纖維的攝取，並且避免加工肉製品、高鹽及鹽漬食物和含糖飲料，以降低體重過重或肥胖所導致的罹癌風險。「少紅肉、高纖、低脂、多蔬果」是最被推薦的健康飲食準則。

何謂蔬果彩虹 579 ？

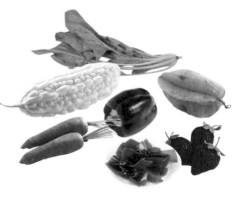

依照性別和年齡的不同，每天所需要的蔬菜和水果攝取量也不同，所謂 5、7、9 指的是蔬果的份數：12 歲以下兒童，每天應攝取 5 份新鮮蔬菜水果（3 份蔬菜及 2 份水果）；12 歲以上女性，應攝取 7 份蔬菜水果（4 份蔬菜及 3 份水果）；而青少年及所有成年男性，則應攝取 9 份蔬菜水果（5 份蔬菜及 4 份水果）。蔬菜「一份」大約是一個家用飯碗（**碗口直徑 11cm* 碗深 5cm**）約八分滿的量；水果一份大約是一個拳頭大小。

族群與蔬果攝取量

族群與蔬果攝取量	蔬菜份數	水果份數	總份數
兒童 （12 歲以下）	3 份	2 份	*5*
女性 （12 歲以上♀）	4 份	3 份	*7*
男性 （12 歲以上♂）	5 份	4 份	*9*

　　另外，蔬果彩虹 579 的「彩虹」，指的是攝食蔬果時應該多種顏色、多樣化的做到「彩虹原則」。蔬果的顏色大致可分為紅、橙、黃、綠、藍、紫、白共七色，猶如雨後彩虹般多彩，而各種顏色的蔬果所含的維生素、礦物質、纖維素及植化素都不盡相同，因此所具有的營養價值及對健康的好處也不同，應均衡食用，減少營養素隱性飢餓，增強體內的抗氧化作用。

蔬果是防癌聖品

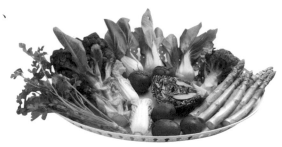

由於飲食不當、病毒感染、環境汙染等各種因素，我們從小就種下得到癌症的可能性，但是癌症的潛伏期很長，前趨病變也可以被導向良性分化，所以，透過飲食這種最簡而易行的方式，來延遲或預防癌症的發生是可能的！

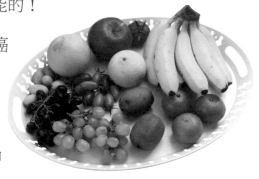

上天賜給人們最神奇的防癌聖品就是蔬菜及水果，而其中的「植化素」就是降低罹癌風險的關鍵，這也是為什麼不起眼的蔬菜水果能有這樣的神奇功效。

◎ 蔬果含有豐富的植化素

天然蔬果裡因為含有豐富且珍貴的植化素，讓每種蔬果都有它獨特的顏色及味道，像草莓的鮮紅、山藥的潔白、茄子的豔紫、

植化素讓植物有特殊色彩

| 茄子的紫艷 | 山藥的潔白 | 紅蘿蔔的橘黃 | 青江菜的翠綠 | 草莓的鮮紅 |

青江菜的翠綠、紅蘿蔔的橘黃等，植化素就像植物的保護傘一樣，保護植物不受細菌、病毒、蟲害及日光輻射的傷害，蔬果的繽紛色彩還可以招蜂引蝶、傳播花粉，繁衍更多的後代。

而我們人體無法自行製造植化素，因此當我們吃下新鮮的蔬果，蔬果就會大方地將植化素送給我們，幫助我們撐起保護傘，增強免疫力，讓人們健康有活力，而且植化素還具有多重防癌抗癌的功效，可以抑制細胞從正常狀態轉變成癌細胞，幫助人類提升生理機能，另外還能預防文明疾病的發生。

◎ 植化素可抑制癌細胞成長機制

蔬果植化素的防癌生物效應包括：可增強免疫力、誘導癌細胞良性分化、促進癌細胞凋亡、阻斷癌血管增生、抑制癌細胞分裂訊號的傳遞及抗氧化等。其保健及抗癌的理論基礎在於多種抗氧化成分的協同作用（可降低心血管疾病及死亡率、防止中風、減少阿茲海默症及眼底黃斑症等退化性疾病），以及分子多靶點的調控（可防止多種癌症的產生）。

根據多年來對癌細胞成長的研究，植化素主要是透過下列的生物效應來達到抑制癌細胞生長的作用：

1. 提高人體免疫力

各種植物的多醣體可透過增加人體內自然殺手細胞及 T 細胞、活化巨噬細胞、分泌腫瘤壞死因子、產生白介素、干擾素、淋巴球及促進抗體產生等，來抑制癌細胞成長。

2. 誘導癌細胞走向良性分化

使癌細胞由惡性轉為良性，並且不再分裂和成長。

3. 抑制癌血管新生

使癌細胞成長所需的血流營養供應停止，因而不再生長、避免轉移。

4. 促進癌細胞走向凋亡

促使癌細胞凋謝死亡，控制其成長。

5. 抗氧化（或抗自由基）的作用

藉由抗氧化作用，使人體內無時不在的自由基不至於對正常細胞的基因產生損傷，進而減少癌細胞的形成。

6. 抑制癌細胞訊號傳遞

癌細胞的成長需要生長激素，而生長激素會透過細胞內的訊號傳遞系統加以放大，使得癌細胞不斷分裂增生，因此抑制訊號傳遞系統，就能抑制癌細胞的分裂和成長。

7. 植物類雌激素之拮抗作用

具有減低雄性或雌性激素對細胞的作用，因而抑制與荷爾蒙相關之癌細胞的成長。

8. 膳食纖維降低腸道致癌物對人體的影響

膳食纖維不易被人體消化吸收，可增加糞便的體積和重量、刺激腸道蠕動排出體內毒素；同時因其不產生熱量又容易有飽足感，有助於體重控制，可有效預防癌症。另外，膳食纖維還具有減緩食物的消化吸收、降低膽固醇和血管硬化機率等功能。

植化素種類繁多，同一種蔬果通常含有不同植化素而具有多種生物效應，而同一植化素也具有不同的生物效應。因此，多樣而均衡地攝取不同顏色的蔬果，可以藉助各種生物效應相輔相成，而達到抗癌與防癌的目的。

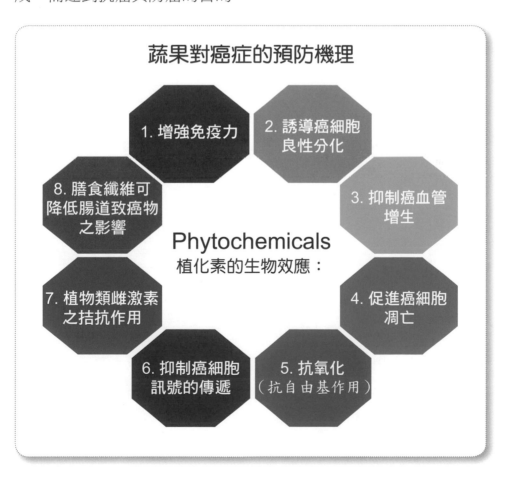

蔬果對癌症的預防機理

1. 增強免疫力

2. 誘導癌細胞良性分化

3. 抑制癌血管增生

Phytochemicals
植化素的生物效應：

4. 促進癌細胞凋亡

5. 抗氧化
（抗自由基作用）

6. 抑制癌細胞訊號的傳遞

7. 植物類雌激素之拮抗作用

8. 膳食纖維可降低腸道致癌物之影響

不同顏色蔬果所具有的生物效應

蔬果的彩虹密碼（紅色）

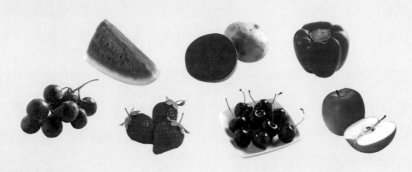

蔬果種類	紅西瓜、紅葡萄、甜菜根、紅甜椒、蔓越梅、紅蘋果、草莓、櫻桃
營養成分	類胡蘿蔔素、茄紅素、花青素、紫甜菜素、櫟黃素、類黃酮素、酚酸、鞣花酸、葉酸、苯甲酸、維生素 A、維生素 C、兒茶素（Epigallocatechingallate，EGCG）、帖烯類（Terpenoid）
健康價值	●降低乳癌、肺癌、攝護腺癌、胰臟癌、食道癌、口腔癌、子宮頸癌及其他癌症發生率。 ●促進心臟健康、抗發炎作用、提升記憶力、改善視力、促進尿道系統健康。

●茄紅素是天然的類胡蘿蔔素色素，會讓蔬果呈現紅色。茄紅素可以阻止低密度膽固醇 (LDL-C) 氧化、降低心血管疾病發生、抑制癌細胞、保護淋巴細胞不受自由基的損害並增強免疫力。

●德國杜塞爾多夫大學提出研究發現茄紅素消除自由基的能力為 β-胡蘿蔔素的 2 倍、維生素 E 的 100 倍。

蔬果的彩虹密碼（黃色及橘色）

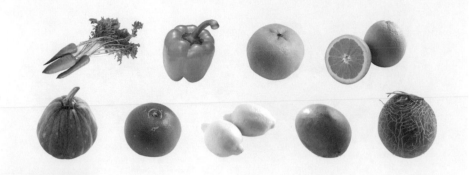

蔬果種類	胡蘿蔔、黃甜椒、橘子、柳橙、木瓜、南瓜、哈密瓜、葡萄柚、黃色檸檬、芒果
營養成分	類胡蘿蔔素、玉米黃質、薑黃素、花青素、檸檬素、帖烯類、葉酸、維生素C、類黃酮素、皂角苷、木植素、異黃酮、葉黃素、茄紅素、薑黃素
健康價值	●降低肺癌、胃癌、口腔癌、食道癌、皮膚癌及乳癌發生率。 ●抗氧化、提高免疫力、降低膽固醇、減低中風心血管疾病風險，保護眼睛（避免紫外線傷害）、預防心血管疾病。

●黃橘色蔬果富含維生素B、C、E 及 β- 胡蘿蔔素，可強化免疫系統。

● β- 胡蘿蔔素有助於預防肌膚脫水、曬傷，亦具清除自由基的作用，免除自由基對基因的傷害。

蔬果的彩虹密碼（綠色）

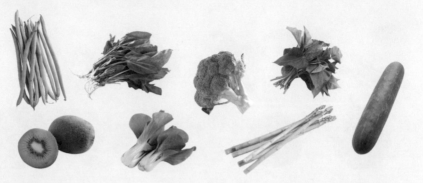

蔬果種類	綠色奇異果、綠色西洋梨、蘆筍、綠色花椰菜、甘藷葉、菠菜、四季豆、綠茶、青江菜、黃瓜
營養成分	類胡蘿蔔素、帖烯類、多酚類、吲哚類(Indoles)、蘿蔔硫素、葉黃素、兒茶素、玉米黃質、含硫有機化合物、薑黃素、葉酸、維生素C、類黃酮、異硫氫酸鹽(Isothiocy)
健康價值	●降低乳癌、子宮頸癌及各種癌症發生率。 ●降低膽固醇、減低中風及心血管疾病、保肝，促進視覺健康(減低黃斑退化及白內障)、強健骨骼及牙齒。

●吲哚是十字花科蔬菜中含量豐富的成份，有抑制基因損傷及縮小腫瘤的作用。

●綠色蔬果也是提供鈣質的來源之一，平日較少吸收到鈣質的素食者，可多食用綠色蔬果增加鈣質攝取。

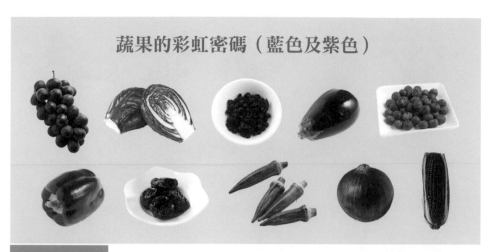

蔬果的彩虹密碼（藍色及紫色）

蔬果種類	紫色甘藍菜、黑色菇類、黑木耳、藍莓、葡萄、黑莓、茄子、海帶、梅子、梅乾
營養成分	類胡蘿蔔素、花青素、維生素 A、維生素 C、葉酸、綠原酸、酸素、兒茶素、類黃酮、帖烯類
健康價值	●降低癌症發生率。 ●降低膽固醇、減低心血管疾病，促進尿道系統健康、幫助加強記憶力及腦部功能、抗老化。

●這類蔬果含豐富的類黃酮、類胡蘿蔔素等生物活性物質，提供身體非特異性免疫功能，增強抗病能力。

●從紅到紫色的蔬果中特有的花青素對視力減退、眼睛疲勞或視網膜病變具預防功效，這類營養素在藍紫蔬果中，顏色越深，含量就越高。

蔬果的彩虹密碼（白色）

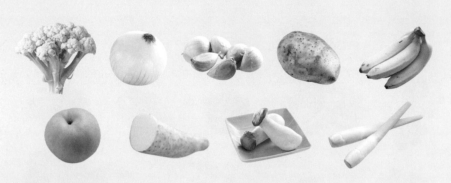

蔬果種類	白色花椰菜、洋蔥、大蒜、笂白筍、馬鈴薯、白色菇類、香蕉、梨子、桃子
營養成分	薑黃素、大蒜素、檸檬苦素、帖烯類、含硫有機化合物、維生素C、皂角苷、木植素、類黃酮、花青素、槲黃素、多醣體
健康價值	●降低癌症發生率。 ●促進心臟健康、增強免疫力、維持膽固醇指數正常。

●白色食物中含大量的硫化合物，切菜時即聞到撲鼻的嗆味，這類物質是很強的抗氧化物，能夠清除自由基，預防癌症發生。

●大豆中的皂角苷可防止脂肪氧化，預防動脈硬化、高血壓等疾病。

◎ 想了解更多罹癌機率與蔬果攝取的關係？

→參見功力增強 1（P.248）：各類癌症的發生與蔬果攝取的相關研究。

◎ 想知道如何安心吃蔬果？

→參見功力增強 2（P.251）：蔬果選購、清洗及台灣蔬果產季參考表。

天天實踐蔬果彩虹579這樣做

　　健康的飲食可透過均衡攝取六大類食物來達到，如：以全穀根莖類取代精緻穀物、優先選擇低脂未加工的豆魚肉蛋類、選擇低脂乳品以減少飽和脂肪攝取、每天一匙堅果種子類以獲取好油、多喝水並避免含糖飲料，最重要的是要攝取足量的蔬果，若能落實蔬果彩虹579，可有助於預防癌症發生，然而攝取足量的蔬果卻是許多現代人認為最難以做到的飲食標準。

　　然而健康的飲食運動不能淪為口號，因此本單元即是要讓您在均衡的飲食原則下，增加蔬果攝取的小技巧，聰明做到蔬果彩虹579。

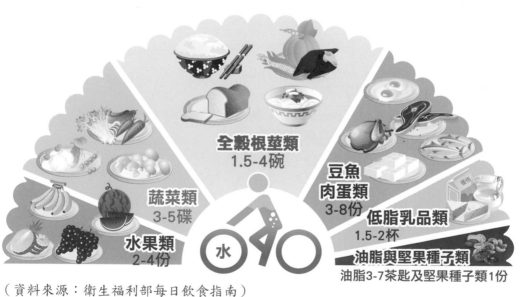

全穀根莖類
1.5-4碗

豆魚
肉蛋類
3-8份

低脂乳品類
1.5-2杯

油脂與堅果種子類
油脂3-7茶匙及堅果種子類1份

蔬菜類
3-5碟

水果類
2-4份

水

（資料來源：衛生福利部每日飲食指南）

● 每天攝取適量、均衡的飲食，並增加彩虹蔬果，防癌就輕鬆喔！
● 蔬菜和水果營養價值不同，不能代換，按照蔬果彩虹579原則就OK！
● 吃新鮮蔬果比喝蔬果汁好，優先選擇糖份低的蔬果會更好！

蔬果攝取量的自我檢查表

利用下表檢視您的蔬果攝取量是否足夠：

	內容	很少	偶爾	常常	總是
1	常用現售果汁代替水果。				
2	不吃纖維比較粗的蔬菜，或只挑比較嫩的部分吃。				
3	常吃整粒豆（如毛豆、黃豆、綠豆或紅豆）做的菜餚或點心。				
4	常吃胚芽米飯、糙米飯、五穀雜量飯或全麥麵食。				
5	常吃新鮮芋頭、甘藷、燕麥片、小米或玉米。				
6	吃蘋果、水梨、桃子、葡萄等可以連皮吃的薄皮水果時，把皮一起吃下去。				
7	一天會吃到至少三份蔬菜。				
8	一天會吃到至少二份水果。				
9	常吃富含維生素A的水果，如：木瓜、哈密瓜、芒果、胡蘿蔔、南瓜等。				
10	常吃富含維生素C的水果，如：草莓、蕃茄、芭樂、葡萄柚、柳丁、鳳梨等。				
11	常吃富含維生素E的食物，如：綠色葉菜類、蛋、小麥胚芽粉、全穀麵包、杏仁豆、腰果、核桃。				
12	常吃富含有機硫化合物的食物，如：大蒜、洋蔥及韭菜等。				
	總分				

＊計分方式：
1～2 題答「很少」或「偶而」者，得一分，「常常」及「總是」則不計分。
3～12 題答「常常」或「總是」者，得一分，「很少」及「偶爾」則不計分。
將每題得分加總起來，看看您總共得到幾分？
8 分以上：很好！繼續保持下去，健康一定屬於你！
5～7 分：普通！還可以，不過最好能再多增加一些蔬果攝取量。
4 分以下：不行！蔬菜水果吃太少了，要設法增加攝取量喔！

增加蔬果攝取的祕訣

◎ 第1招：孩子多吃蔬果的祕訣

● 讓蔬菜變身

「小華多吃點蔬菜！」、「大寶為什麼不吃胡蘿蔔？」，這是許多大人面對孩子不吃蔬菜的困擾。其實不僅是小孩，有些大人也不喜歡吃蔬菜，或不能接受某些氣味特殊的蔬菜。其實只要不吃的種類不至於太多，能夠接受大多數蔬菜的話，亦無須再勉強。對於不喜歡吃蔬菜的人，先要了解其不吃的原因，再尋求解決的方法，或許就可以增加攝取量喔！

1. 切細、煮爛

對牙齒不好咀嚼力差的孩童，蔬果不易咬斷又會塞牙縫，所以不愛吃。此時可將蔬菜煮爛、切細或剁碎。用果汁機將各式蔬果打成汁也是不錯的方式，但須連渣一起吃，才能吃到寶貴的纖維素。

2. 配合喜歡的食物一起吃

將不喜歡吃的菜與喜歡吃的菜配在一起，這是誘導小朋友吃蔬菜的方法，一開始時，不喜歡的菜不要加太多，等到小朋友逐漸習慣這些菜的味道或質地，即使仍然不喜歡，但也不至於完全拒絕不吃。

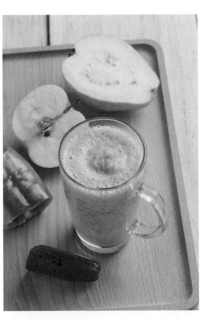

▲ 將蔬菜加水果一起打汁，連渣一起食用，可以攝取較多的纖維素，有益腸道健康。

3. 變化形狀及烹調方法

　　對於不喜歡吃的蔬菜，可變化蔬菜的樣式及烹調法，同樣的
菜切成塊、丁、片、絲，形狀不一樣，口感及風味也會有所不同，
不同烹調法也會有不同的味道，或許能提高吃下去的興趣喔！

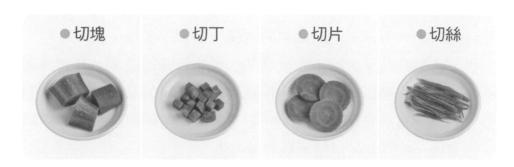

●切塊　　●切丁　　●切片　　●切絲

4. 培養對蔬菜的認識及興趣

　　讓小朋友一起種植蔬菜、培育
芽菜和水耕蔬菜，或參與購買、製作
蔬菜料理的活動，都能夠讓孩子多認
識蔬菜，減少不熟悉感所造成的排斥
性，進而接納多種蔬菜。

　　另外，如果爸媽不愛吃蔬果，
語言和表情可能都會在無意間傳達給
孩子，孩子也容易會有挑食和偏食的
情況發生，因此建議爸媽應該以身作
則，才能幫助孩子養成均衡飲食的好
習慣。

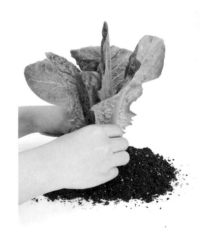

▲ 種植蔬菜可以教育小朋友
們，認識更多植物生長的知識。

蔬果可以不只是蔬果

● 加入主食中

《菜飯》

選取多樣的蔬菜,與生米比例可採取 1:1,烹煮成菜飯。

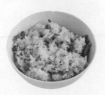

《麵包蛋糕》

將蔬果放入麵包中做成蔬果麵包。

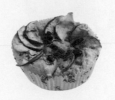

《蔬菜麵食類》

將蔬菜剁碎成菜渣加入麵粉中,再作成想吃的食物。例如:水餃、麵條、包子等。

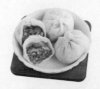

《蔬果披薩》

選購蔬果食材比例高的比薩,或可將蔬菜和水果做配料加入一般的披薩中。

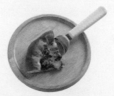

● 加入湯品菜餚中

《煮湯或火鍋》

可以增加食物色彩的豐富性,並能多攝取不同種類的蔬菜。

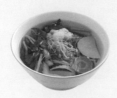

《不同的烹調及調味方式》

豐富而多變化的烹調技巧或刀工、切法,可讓蔬菜展現全新面貌。

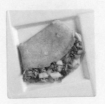

● 製作誘人小點心

《水果冰淇淋》
以香蕉為冰淇淋主體，加上草莓、蘋果、葡萄等冰凍後即完成。

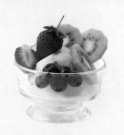

《水果果凍》
利用洋菜等來製作果凍，在其中加入自己喜愛的水果、蔬菜。

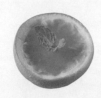

《蔬果雞尾酒》
在特調雞尾酒中加入蔬菜汁或水蜜桃、櫻桃、奇異果等酸甜水果肉。

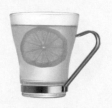

《綜合蔬果汁》
將多種蔬菜水果一起打成汁，可增加攝取種類。例如：水果茶、芹菜蕃茄檸檬汁。

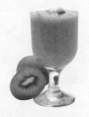

《可麗餅、水果鬆餅》
可加入各種水果或高麗菜、美生菜等蔬菜，增加蔬果攝取量。

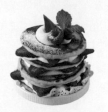

《蔬果捲》
選用新鮮蔬菜當潤餅內餡，搭配季節性的新鮮水果，不僅口味清爽，也可增加飽足感。

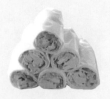

◎ 第 2 招：成人多吃蔬果的技巧

● 四個飲食技巧

1. 肉類減半

　　大部分台灣民眾常覺得正餐沒有肉類，就不容易有飽足感，因此往往攝取過多的肉類，同時全穀類及蔬菜類則吃得不足。健康飲食並不是完全剔除掉肉類，而是藉由減少肉類的需求量，並同時增加攝取蔬菜及高纖食物（如全穀類、豆類），不僅可提升蔬菜攝取量的空間，也可以減少動物性脂肪對身體的危害。

2. 增加蔬菜量

　　根據國民飲食指南，每人每日至少要吃 3 份的蔬菜，蔬菜類不但含有纖維素可以增加飽足感，還可以提供維生素 A、C 及礦物質鐵、鎂、鈣等營養素，更能提供具不同抗氧化的植化素。

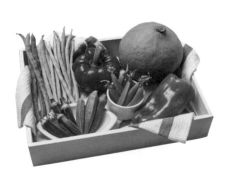

3. 半葷半素

有些人總覺得吃燙青菜或是清炒青菜就像在吃草一樣，甚至有一種很快就會餓肚子的預期心理，而不大喜愛蔬菜。

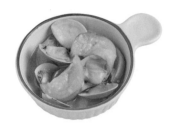

▲ 蛤蠣絲瓜

其實，除了每餐要有 1 份蔬菜外，其他菜色也可運用半葷素的菜來搭配。例如青椒炒肉絲、蘿蔔燉牛肉、蛤蠣絲瓜等含有蔬菜類作為配菜。

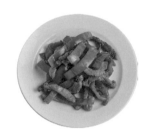

▲ 青椒炒肉絲

4. 點心時間吃蔬果

蔬菜和水果是想吃點心或零食時的最佳選擇，熱量不僅低，且豐富的纖維可幫助腸胃蠕動，於咀嚼的過程增加飽足感。可以利用蘿蔔、小黃瓜、大芹菜等質地較硬的蔬菜，充分洗淨後切成長條狀；作為隨手可得的生鮮蔬菜條，或是將水果切片、切塊，或選擇未加糖的水果乾（例如：葡萄乾、杏子乾、藍莓乾、蔓越莓乾等）都是營養又健康的點心選擇。

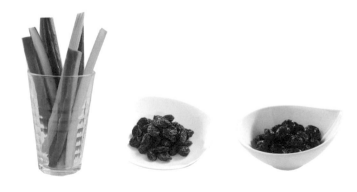

◎ 第3招：外食族這樣吃

　　外食人口越來越多，許多人三餐都在外面吃，如何攝取足夠的蔬果及膳食纖維呢？來看看外食族在一天的飲食中有哪些增加蔬果及膳食纖維的方法：

● 早餐

中式早餐：用地瓜粥、雜糧粥、綠豆稀飯等，取代白稀飯。配粥小菜多增加一碟蔬菜。用雜糧饅頭、全麥饅頭、全麥包子、菜包等，取代白饅頭或包子。

西式早餐：在牛奶中多加入燕麥片、早餐穀片或五穀粉。用全麥麵包、全麥吐司取代一般麵包或白吐司。

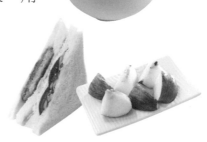

▲ 建議早餐食物多增加
一份水果攝取。

● 午或晚餐

小吃：吃麵、米粉、飯等小吃時，一人一份燙青菜，人多時就多點幾份，並請老闆少放肉醬或肉燥的滷汁，改用醬油及麻油為佐料替代，減少油脂攝取。

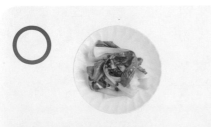

○

燙青菜改用醬油及麻油為佐料替代，減少油脂攝取。

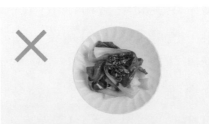

×

燙青菜少放肉醬或肉燥的滷汁，減少油脂攝取。

餐廳或自助餐：最好選擇有蔬菜為配菜的餐點，如芥蘭牛肉就比黑胡椒牛柳多了一種蔬菜，再點一份豆類如豆乾炒玉米或毛豆，當然一定要點一盤蔬菜。若餐廳有供應糙米或雜糧飯、粥等，這是最好的選擇。

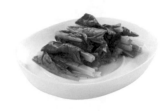

▲ 外食用餐可選擇有蔬菜為配菜的餐點較佳。

西餐：麵包選擇全麥或雜糧麵包，再點一道蔬菜湯或豆子湯。盡量將主菜邊點綴的胡蘿蔔、青花椰菜、玉米筍等配菜吃完。如有自助沙拉吧，蔬菜供應量一定足夠，但注意不要加太多的沙拉醬，或選擇低熱量的義式沙拉醬。

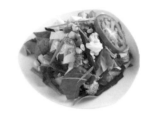

▲ 沙拉吧可選擇多色多樣蔬果做搭配。

日本料理：日本料理比較清淡，但有些蔬菜是裹粉炸的，脂肪量高，但蔬菜量卻不多，可以點些炒蔬菜，如炒牛蒡、炒川七等。

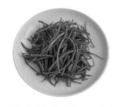

▲ 日式炒牛蒡可以增加蔬菜的纖維質攝取量。

便當：現裝的便當可以依照點餐的原則點菜，也可多點一份蔬菜。固定菜式的便當則蔬菜、豆類較少，又是白米飯，膳食纖維不足，要在下一餐多吃些高纖維的食物以補足一天的量。

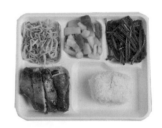

▲ 現裝的便當大多是固定的蔬菜種類，可以下一餐攝取高纖蔬食類食物。

素食：素食餐廳的蔬菜、豆類及根莖類供應都很豐富，多數也有糙米飯或黃豆飯的供應，都是膳食纖維的很好來源。但要注意有許多菜是先油炸後再烹調的，炒的也比較油比較鹹，所以不能只顧多吃纖維而忘記降低油脂的攝取。

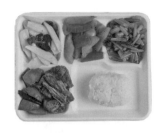

▲ 素食建議要降低油脂的攝取，攝取不同種類的蔬菜。

速食：生菜、薯條雖然有些膳食纖維，但生菜用量不多，去皮的馬鈴薯做的薯條纖維量極低，所以西式速食膳食纖維的量是不夠的，又是高脂肪食物，不建議選用。

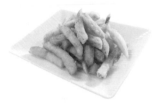

▲ 西式的速食大多是高油脂食物建議不選用。

宵夜、點心：可以買現成的八寶粥、綠豆湯、紅豆湯等，或是全麥的麵包類、素包子、素蒸餃、水果乾等也是不錯的點心（但無法取代新鮮水果）。

　　穀片不是每一種含膳食纖維都高，在選購時要看標示，一般的早餐穀片一份40公克含膳食纖維約1公克，全麥片或什錦水果穀片是以各種水果乾混和燕麥片、玉米片等穀物，一份含膳食纖維約4公克，可當點心或加牛奶當宵夜。吃泡麵當宵夜時，建議去超市多買一盒芽菜或冷凍蔬菜加進麵裡，不會太麻煩就可以增加膳食纖維的量。

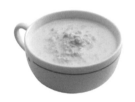

▲ 用全麥片代替點心或加牛奶當宵夜。

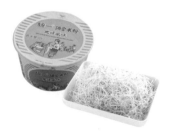

▲ 吃泡麵可搭配一份芽菜，增加膳食纖維的量。

蔬果彩虹 ⑤ ⑦ ⑨ 一日示範

5 份蔬果均衡飲食範例

		飲食內容		
		早餐	午餐	晚餐
兒童 1500 大卡 (Kcal)		● 360CC 低脂牛奶 ● 蔬菜蛋全麥吐司 	● 水果 1 份 ● 冬瓜湯 ● 時令蔬菜 ● 排骨 ● 白飯 1 碗 	● 水果 1 份 ● 滷豆腐 ● 燙蔬菜 1 份 ● 麵 1 碗
全穀根莖類	10 份 未精緻 其他 6 份	4(未精緻)	4	5
魚肉蛋類	4 份	1	2	1
低脂奶類	1.5 份	1.5		
蔬菜類	3 份		1.5	1.5
水果類	2 份		1	1

7 份蔬果均衡飲食範例

成人女性 1800 大卡 (Kcal)		飲食內容			
		早餐	午餐	午點心	晚餐
		水果1份・240CC 低脂牛奶・蔬菜蛋全麥吐司	水果1份・排骨・白飯1.5碗・時令蔬菜・青菜豆腐湯	市售生菜沙拉1盒	水果1份・滷海帶2條・滷豆腐・燙蔬菜1份・麵1碗
全穀根莖類	12 份	4（未精緻）	5		3
	未精緻 4 份				
	其他 8 份				
魚肉蛋類	4 份	1	2		1
低脂奶類	1 份	1			
蔬菜類	4 份	0.5	1	1.5	1
水果類	3 份	1	1		1

51

9 份蔬果均衡飲食範例

成人男性 2200 大卡 (Kcal)		飲食內容				
		早餐	早點心	午餐	午點心	晚餐
		● 陽光沙拉 ● 饅頭夾起司蛋	● 柳丁原汁	● 肉魚 ● 時令蔬菜 ● 五穀飯1.5碗	● 市售水果1盒	● 水果1份 ● 時令蔬菜 ● 里肌肉排 ● 薑絲絲瓜 ● 五穀飯1碗
全穀根莖類	14 份	4		6		4
魚肉蛋類	5.5 份	1		3		1.5
低脂奶類	1 份	1				
蔬菜類	5 份	1		2		2
水果類	4 份		1		2	1

天天蔬果彩虹 579 的應用食譜

　　前面說明了「蔬果彩虹 579」的飲食原則，也了解植化素防癌抗癌的作用機制，以下就來介紹幾種常見的蔬果好食材，以最簡易的方式，開發健康的蔬果料理喔！

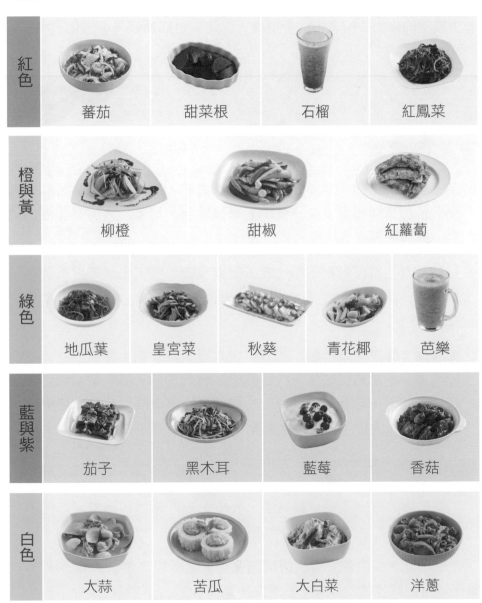

紅色	蕃茄	甜菜根	石榴	紅鳳菜

橙與黃	柳橙	甜椒	紅蘿蔔

綠色	地瓜葉	皇宮菜	秋葵	青花椰	芭樂

藍與紫	茄子	黑木耳	藍莓	香菇

白色	大蒜	苦瓜	大白菜	洋蔥

［ 蕃茄 ］ ☑抗氧化　☑防衰老　☑幫助酸鹼平衡

「蕃茄紅了，醫生臉就綠了！」蕃茄是台灣常見的水果，也是地中海飲食料理中主要食材之一，在義大利常以蕃茄製品當作菜餚原料。是老少咸宜的食物，但老人宜少生食，以防腸道蠕動較慢不消化。

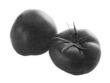

營養報你知

● **茄紅素**：抗氧化，減少身體被自由基傷害，並延緩老化。可抑制癌細胞的生長與擴散，並降低罹患攝護腺癌、胃癌、大腸直腸癌、乳癌、胰臟癌等癌症風險。

● **穀胱甘肽**：維護細胞正常代謝，促進皮膚、內臟色素減退或消炎，預防老人斑、衰老、心臟血管疾病及增強胃酸（胃酸過多者可少吃）。

● **檸檬酸、蘋果酸及酚酸**：能分解體內脂肪以減肥。罹患口腔炎或口乾舌燥，吃蕃茄或蕃茄汁對黏膜組織有所幫助。酚酸可中和亞硝酸鹽致癌物質，協助酸鹼平衡。服藥或藥物治療時，蕃茄可調節或補充體內損耗的維生素與礦物質。

挑選／保存小眉角

外型以果形豐圓或長圓為主，表皮光滑無碰撞或裂痕、蒂頭不易拔除。顏色挑選鮮紅色，越紅代表茄紅素越多！

建議吃多少就洗多少，以增加保存期限；以 7 度 C 冷藏保存，盡量保持蒂頭完整性，減少水分流失。

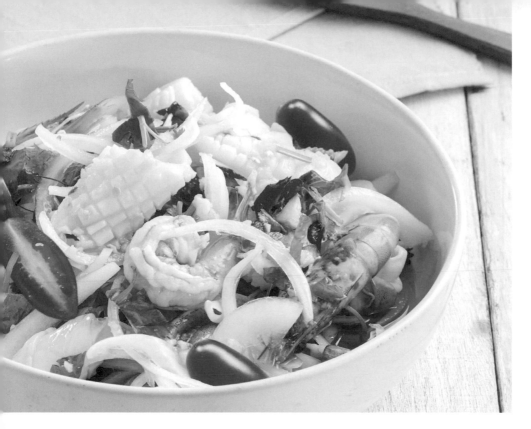

§ 蕃茄料理 §

泰式涼拌海鮮沙拉

材料
鮮蝦 300g、花枝 1 尾、小蕃茄 10 顆、洋蔥絲半顆、芹菜段適量、甜椒絲適量、生菜適量

調味料
香菜末 1 大匙、辣椒末 1 大匙、蒜末 1 大匙、檸檬汁 1 大匙、糖 2 大匙、魚露 2 大匙

作法

1 取竹籤去除鮮蝦背的腸泥、花枝去除內臟，洗淨切片狀。

2 小蕃茄洗淨，對切，洋蔥絲放入冰開水中浸泡，以降低嗆辣味；芹菜段汆燙至熟，放入冰開水中浸泡冷卻。

3 鮮蝦、花枝分別放入滾水中燙熟，撈起，放入冰開水中浸泡冷卻，口感更Q彈。

4 將全部的材料放入容器中，放入已混合完成的調味料拌勻。

5 美生菜放入盤子裡，倒入**作法 4**，即可食用。

［甜菜根］

☑補鐵　☑降血壓　☑抗氧化　☑助腸道

法國料理中時常大量運用甜菜根，含有豐富的鐵質和磷、鉀，營養價值高，是適合素食者攝取鐵質的食材，也常用來做養生湯、精力湯。甜菜根屬於根莖類食材，切開後色澤呈紫紅色，吃起來有淡淡的甜味，在國外被提煉成健康代糖使用。

營養報你知

● 葉子含有豐富的鈣、鐵、維生素 A 和 C，而球根則是葉酸、維生素 B12、鎂、鉀以及膳食纖維的優質來源。

● **維生素及礦物質**：可預防心臟病與脂肪肝；內含的有機硝酸鹽是幫助降低血壓的關鍵物質，可舒張血管、促進血液循環，在運動過程中降低耗氧量，讓運動較不會疲累。英國曾報導規律飲用甜菜根汁，對運動員長期的體力訓練有加分效果。

● **甜菜素**：是具抗癌性的極佳抗氧化營養素，能夠消除自由基，提升人體排毒能力，有效對抗大腸癌。美國的研究也發現甜菜素可以抑制攝護腺癌或是乳癌細胞的腫瘤成長。

● **甜菜纖維**：可提高體內抗氧化酵素濃度，並增加身體防衛軍隊白血球的數量。甜菜根也是腸道必須營養素麩醯胺酸的來源。

挑選／保存小眉角

● 葉子鮮綠無腐壞，球根外觀完整、觸感紮實不軟爛且呈現鮮豔紅紫色為佳。新鮮帶葉的可以冷藏 3 ～ 4 天，去除葉子則可延長至 2 ～ 4 週。最好的保存方式是燙熟後冷凍，其營養價值和口感能保留的最好，解凍後變軟的生甜菜根則不建議再回凍。

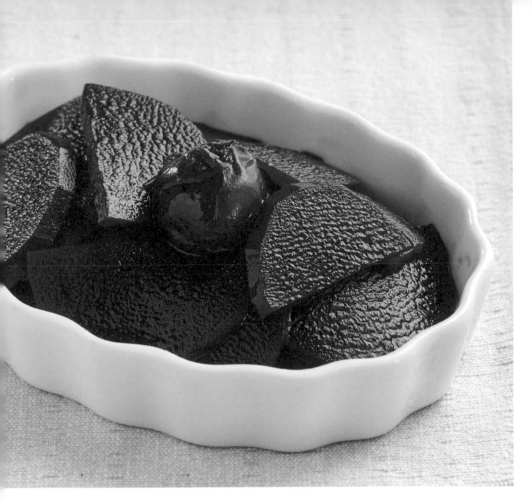

§ 甜菜根料理 §

輕漬甜菜

材料
甜菜根 1 顆、嫩薑片半條

調味料
梅汁 2 大匙、鹽 1 茶匙、糖 1 茶匙

醃料
鹽 1 小匙、糖 1 茶匙

作法

1 甜菜根洗淨，去皮，切成薄片，加入醃料拌勻，靜置約 30 分鐘，等到出水後，用清水沖淨。

2 再放入梅汁、嫩薑片以及鹽、糖，然後密封，放入冰箱冷藏約 7 天左右，取出，即可享用。

［紅石榴］ ☑含維生素 C ☑預防動脈硬化 ☑抑制腫瘤

圓球形，有紅色或粉紅色似皮革的外皮，果實蘊涵白色薄膜，包覆著數百粒如紅寶石般晶瑩剔透的種籽，有「水果中的紅寶石」稱號。除了新鮮果實外，市面上也有販售許多石榴相關產品，如果汁、果凍及酒。

營養報你知

● **維生素 C**：石榴果實維生素 C 的含量是蘋果的 1～2 倍。

● **石榴多酚**：包括鞣花單寧酸、鞣花酸以及黃酮類物質，具有高度抗氧化和抵抗動脈硬化能力。動物實驗研究發現，石榴汁所含的植化素會刺激體內血清素及雌激素受體敏感性，達到舒緩憂鬱及骨鬆的效果。美國的血液腫瘤學教授 Gary Stoner 曾在動物實驗證實鞣花酸具有抑制肺臟腫瘤的效果。《美國營養學期刊》上的研究則發現，連續飲用兩週石榴汁，能降低體內低密度膽固醇被氧化，進而達到預防心臟血管硬化效果。

挑選／保存小眉角

顏色越鮮豔明亮越好，果面無乾癟破裂或碰傷，用手輕壓時，皮薄而有彈性；果實越大越重，所含果肉比率越高，果汁含量越多。如果花冠處有霜白粉狀物，可能已變質，千萬別挑選。

通常買回來的石榴可以直接享用不必待熟，最佳保存溫度為 0 到 5 度 C，無瑕疵的石榴可儲存長達數個月。已剝開並儲放在密封容器的種籽，或製成的果汁，冷藏保存最長約 3 天，冷凍最高可達 6 個月。

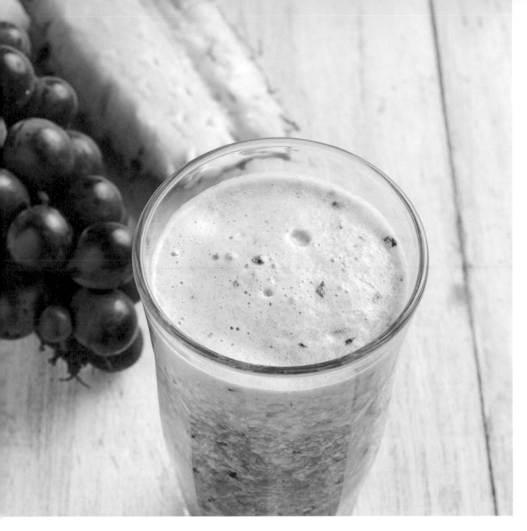

§ 紅石榴料理 §

紅石榴葡萄蔬果汁

材料
紅石榴 1 顆、葡萄 10 顆、鳳梨 50g、
西洋芹 1 支、檸檬汁半顆

調味料
果寡糖 1 大匙（或糖適量）

作法

1　紅石榴洗淨，剝開取籽；葡萄洗淨；鳳梨及西洋芹切小塊。

2　將全部的材料放入果汁機中，攪打均勻。

3　再放入果寡糖以慢速打勻，倒入杯中，即可飲用。

[紅鳳菜]　☑護眼　☑補鐵　☑抗氧化

葉肉厚、含水量高，煮熟後的湯水也是紫紅色的，又稱紅菜。不少婦女把紅鳳菜當作是補血的蔬菜，容易栽培、少有病蟲害，幾乎不需要農藥，是生機飲食常用的材料，也可以在自家陽台栽種。

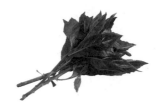

營養報你知

● **維生素A及β-胡蘿蔔素**：紅鳳菜的維生素A效力很高，在蔬菜界裡，僅次於胡蘿蔔、川七。維生素A可以保護表皮、黏膜，增強抵抗力，還能減輕眼睛疲勞不適。為脂溶性維生素，宜熱炒後食用，以麻油、苦茶油快炒紅鳳菜，可以增加維生素A及β-胡蘿蔔素的吸收率。

● **鐵質**：每100公克紅鳳菜，鐵含量為4.1毫克，兩份半的紅鳳菜就滿足一天所需，不過植物鐵的吸收利用率低，不如紅肉、鴨血裡的血基質鐵，但仍是素食者很好的鐵質來源，也是很好的坐月子餐及化療放療期間的蔬菜來源。

● **花青素**：有助於預防多種與自由基有關的疾病，包括癌症、心臟病、過早衰老和關節炎；另外，它的強抗氧化能力有助於增強免疫系統、抵禦致癌物質，降低感冒次數和縮短持續時間。

挑選／保存小眉角

　　以葉片完整、無枯黃萎爛或黑色斑點、綠色與紫色對比明顯，且用手折梗易斷者為佳。可先以報紙包裹，放在陰涼通風處；或放入保鮮袋進冰箱冷藏，但最好趁新鮮盡快吃完。

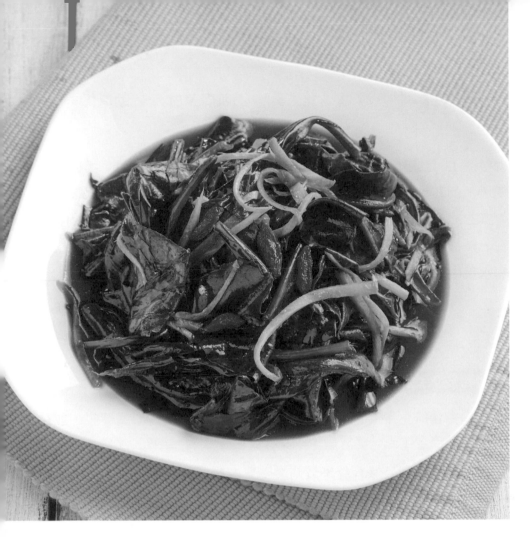

§ 紅鳳菜料理 §

麻油薑絲紅鳳菜

材料
紅鳳菜 150g、老薑絲 30 g、
枸杞 1 大匙

調味料
麻油 1 大匙、海鹽適量

作法

1 紅鳳菜洗淨，摘取嫩葉及嫩莖；枸杞洗淨，備用。

2 取炒鍋加入麻油，以小火煏香老薑絲至有香味。

3 放入紅鳳菜，以中大火炒至快熟，放入枸杞、海鹽拌勻，即可盛盤食用。

[柳橙]

☑富含維生素　☑肌膚美白　☑助消化

柳橙從 11 月開始上市，鮮貨供應可以持續到隔年 3 ～ 4 月，與檸檬、橘子、葡萄柚同屬柑橘類，果肉、果皮各具食療效果，類黃酮素和維生素 C 含量最高的部位在「白絲」，最好一併吃下肚。西元 15、16 世紀，無數水手在長期航海時死於壞血病，直到 18 世紀中，才發現柑橘類水果中的維生素 C 可以救命。

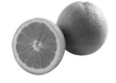

營養報你知

● 柳橙富含維生素 C 及其他重要的營養素，可以維持心臟健康，並且預防癌症、中風、糖尿病，以及許多慢性疾病。

● 果膠質：果膠及膳食纖維能刺激腸胃蠕動，幫助消化、清除腸道毒素、改善便祕。

● 維生素：柳橙富含維生素 C，可以抗氧化、清除自由基，減少黑斑、皺紋，維持肌膚彈性與亮度。豐富的維生素 A、B、C、鋅及葉酸能加速傷口癒合、舒緩感冒症狀及防治壞血病。

● 植化素：含有 β - 玉米黃素、檸檬黃素、葉黃素、葡糖二酸、類黃酮等多種植化素成分，能有效預防癌症發生、防止視力退化，預防白內障、夜盲症等，還可加強關節內膠質的彈性、抑制關節發炎反應，更有捕捉自由基的功效。

挑選／保存小眉角

　　果實不宜太大，果形圓整或稍微橢圓形（俗稱雞蛋丁），色澤以橙黃至橙色、果皮油包細緻、果粒堅實飽滿富彈性、有重量感為上品。

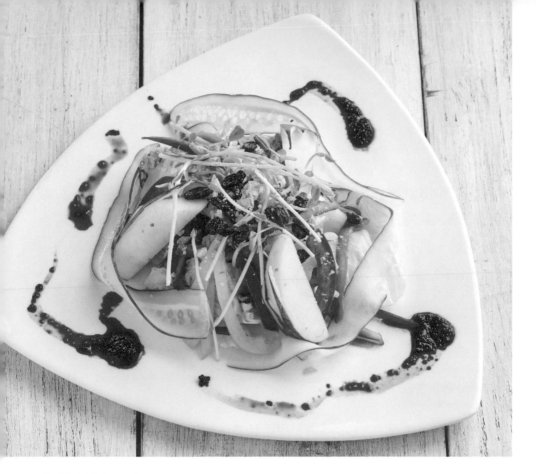

§ 柳橙料理 §

義式柳橙蔬果沙拉

材料
柳橙 1 顆、蘋果片半顆、美生菜 20g、
番茄 1 顆、甜椒絲 20g、小黃瓜片 30g、
芽菜 5g、堅果碎 1 大匙、葡萄乾 1 大匙

調味料
義式沙拉醬適量

作法

1 柳橙洗淨，剖開取果肉；美生菜洗淨，用手剝小片；番茄洗淨，切片；芽菜用冷開水沖淨，瀝乾水分。

2 將美生菜放入容器中，加入柳橙、蘋果片、番茄片、甜椒絲、小黃瓜片、芽菜。

3 再放入堅果碎、葡萄乾，淋入義式沙拉醬拌勻，即可食用。

[甜椒] ☑富含維生素 ☑預防血管硬化、阻塞

為茄科草本植物，以顏色分別有綠色、黃色、紅色、紫色，原產於南美洲和地中海沿岸。台灣全年均有生產，12 月到 1 月為盛產期。甜椒因含松烯，有特殊味道；屬於黃綠色蔬菜，維生素 C 和 β- 胡蘿蔔素含量豐富，具有抗氧化力、抗癌物質、辣椒素。辣椒素可溶解凝血，有止痛作用。

營養報你知

● 甜椒含有維生素 A、B2、B6、胡蘿蔔素、鈣、磷、鐵、鎂、鉀、鈉、鋅等礦物質，還有其他的化學物質如辣椒素、松烯，以及纖維素。

● 維生素 C：抗氧化及提升免疫力之來源，根據日本國立癌症預防研究所提出 18 種蔬果之抗癌性排列，甜椒高居第九名，在防癌食物序列中，其防癌率為 55.5％。同時富含膳食纖維，可促進排便，減少大腸直腸癌發生。

● 維生素 A、β- 胡蘿蔔素：可抑制致癌物質，並使變異細胞良性化，其中以紅色甜椒含量最高，能預防心血管硬化及沉積性阻塞，及降低血液黏稠度。

挑選／保存小眉角

● 選購時注意果體是否端正、有重量感，顏色光澤明亮者佳。

● 建議存放於陰涼處或冰箱。

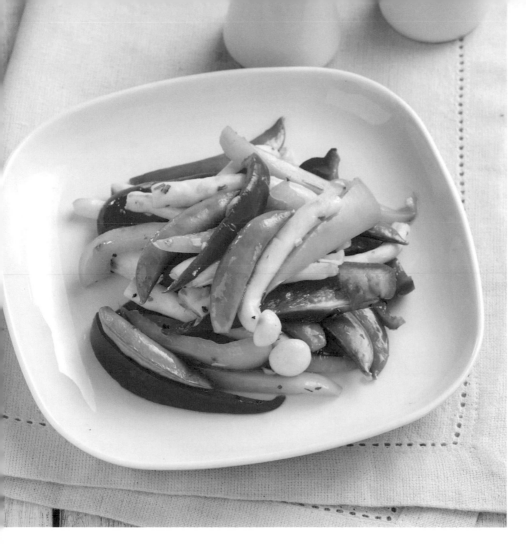

§ 甜椒料理 §

甜椒炒時蔬

材料
紅及黃甜椒各半顆、豌豆莢 50g、
美白菇 50g、薑末少許

調味料
義式綜合香料少許、海鹽少許

作法

1　將甜椒洗淨，切成條狀；美白菇切段；豌豆莢洗淨，去除粗絲。

2　取炒鍋放入少許油加薑末炒香後，放入甜椒、豌豆莢炒香，加入義式綜合
　　香料少許、海鹽調味，即可食用。

[胡蘿蔔]

☑視力保健　☑維持皮膚、黏膜完整
☑抗氧化

胡蘿蔔含有豐富的類胡蘿蔔素，若長期大量攝取，皮膚和臉色則為因過量的 β-胡蘿蔔素沉積而使得皮膚變黃，不過只要停止食用幾天，膚色就會慢慢恢復。此外，現打的胡蘿蔔綜合果汁因為胡蘿蔔中含有維生素 C 分解酶，又 β-胡蘿蔔素屬於脂溶性營養素，這樣的綜合果汁不僅大部分的 β-胡蘿蔔素無法被吸收，維生素 C 也被破壞，其營養便大打折扣。

營養報你知

● **β-胡蘿蔔素及 α-胡蘿蔔素**：為類胡蘿蔔素之一，可以在體內轉換成維生素 A。人體視網膜上具有桿狀細胞及椎狀細胞，其中桿狀細胞內含有光敏感色素，稱為視紫（Rhodopsin）。視紫經光照後產生神經興奮，藉由視神經傳遞到大腦而對光產生視覺；當維生素 A 不足時，無法產生足夠的視紫而造成在夜間時視力不佳，甚至看不見周遭事物，此現象即為夜盲症（Night blindness）。

　　除了視覺的影響外，維生素 A 亦為人體上皮細胞成分之一，正常的上皮黏膜細胞會合成並分泌一種醣蛋白，使細胞表層能保持濕潤，但當維生素 A 不足時，醣蛋白的合成量隨之減少，角蛋白合成增加，而使得皮膚變得乾燥、粗糙，並使眼睛、消化道、呼吸道及泌尿道的上皮黏膜細胞合成減少，進而增加細菌感染的機會。

挑選／保存小眉角

● 購買胡蘿蔔時要選擇表皮光滑、顏色均一者，重量不可太輕。而表皮上的每一條橫紋呈等間隔分佈，一條條橫紋會長出負責吸收養分的鬚根，鬚根會排成一直線。

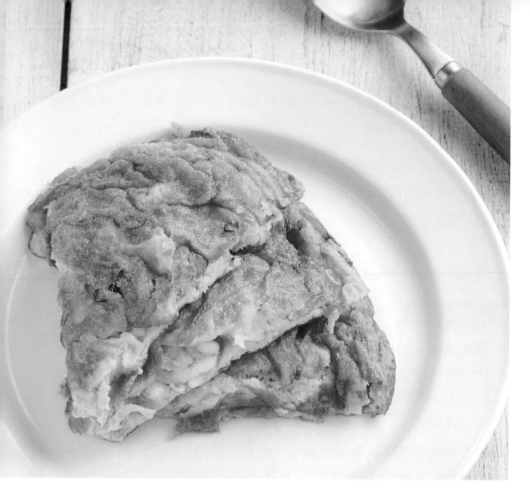

§ 胡蘿蔔料理 §

胡蘿蔔鮮蝦烘蛋

材料

胡蘿蔔絲 60g、鮮蝦仁 50g、雞蛋
4 顆、青蔥 1 支、油 3 大匙

調味料

白胡椒少許、海鹽 1 茶匙

作法

1 鮮蝦仁洗淨，用牙籤去除腸泥、切小丁；青蔥洗淨，切末。

2 將雞蛋打入碗中，用筷子打散，放入胡蘿蔔絲、鮮蝦仁丁、蔥花、白胡椒、
海鹽攪拌均勻。

3 取一個小深鍋加入油 3 大匙以中火加熱，倒入**作法 2**，以中小火加蓋燜煮
至熟，盛入盤中，即可食用。

[地瓜葉]

☑清腸 ☑護眼 ☑高鈣補鐵 ☑穩定血糖

又稱番薯葉，是早期農村社會常見的鄉土蔬菜也是養豬飼料來源，近年來因營養價值受到矚目而火熱，更被亞洲蔬果研究發展中心列為十大抗氧化蔬菜之一！

營養報你知

● **膳食纖維**：是一種無法被人體消化吸收的多醣類和木質素，會在消化道中吸附水份，能提升飽足感，促進腸道蠕動、排便，還可促進腸黏膜細胞增生，增強免疫功能，使腸道中的細菌無法跑到血液中，進而達到預防癌症的效果。

● **維生素 A**：是護眼營養素之一，也是人體肺、氣管、皮膚、腸胃道上皮細胞建構所需的原料，可維持黏膜的完整性。

● **鈣、鐵**：人體中重要的礦物質，分別是骨骼、牙齒和紅血球的主要成份，同時有助於血液凝固、維持心臟、肌肉正常收縮及安穩神經功能。

● **植化素**：吲哚、類黃酮、葉黃素等多種植化素，能維持血管彈性、通暢；可促使血糖進入肝臟合成運用，維持血液中血糖的恆定；保護眼睛的微血管、降低視網膜在吸收光線時受到氧化傷害及自由基對水晶體的損害。

挑選／保存小眉角

葉形完整、葉面大、顏色青綠；葉梗呈青綠色、不硬有彈性。買回的地瓜葉容易老，所以在採買後可以先將葉面取下、去除枯黃部分，然後再以廚房紙巾包裹、冷藏保存。

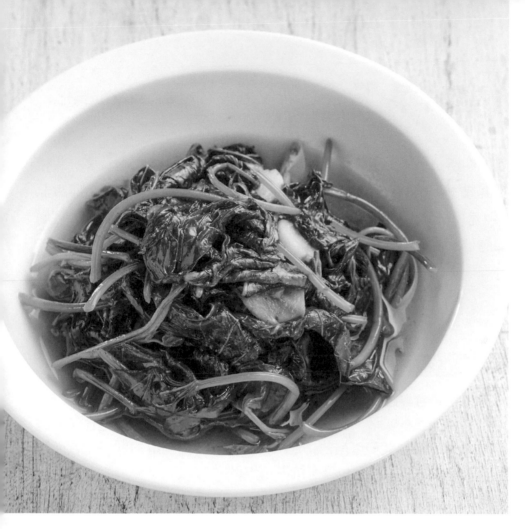

§ 地瓜葉料理 §

蒜香地瓜葉

材料
地瓜葉 200g、大蒜 3 瓣、油 2 茶匙

調味料
海鹽適量

作法

1 地瓜葉洗淨，葉根部分去除粗纖維；蒜頭拍碎，備用。

2 取炒鍋放入油加熱，放入蒜頭以中火煸香呈微黃色，放入地瓜葉、水 1 大匙拌炒燜煮至熟。

3 加入海鹽調味，即可食用。

綠色

［皇宮菜］

☑減重　☑補鐵　☑穩定血糖　☑抗氧化

學名叫落葵，屬「落葵科」一年生蔓性草本植物，又名木耳菜，栽種期間幾乎可以不必噴灑農藥，讓人吃的營養又安心。主要採食其嫩莖葉，和川七一樣具有黏液，這黏液即為水溶性膳食纖維，攝食後可增加飽足感，對於體重控制很有幫助。

營養報你知

● **水溶性膳食纖維與皂苷**：水溶性膳食纖維包括植物膠、果膠、黏質，可延緩醣類的吸收，進而穩定血糖；水溶性膳食纖維與皂苷和膽酸結合後可增加糞便膽酸的排泄，促進肝臟中膽固醇的利用，進而降低血中膽固醇；皂苷也具有抗氧化作用。

● **β - 胡蘿蔔素**：是蔬果中常見的植化素，具有極佳抗氧化力，能降低體內自由基帶來的傷害，加速細胞 DNA 修復，預防癌症。同時有助於表皮與黏膜生長，利於口腔黏膜破損的癒合。

● **鐵**：貧血是化療期間可能產生的副作用，癌友在確診貧血症狀後，常被建議補充鐵質含量高的食物，最常聽見的是牛肉，而皇宮菜便是茹素者的最佳選擇，但植物鐵吸收率僅 3 至 8%，建議可搭配富含維生素 C 的蔬果一同食用，提高鐵質吸收。

挑選／保存小眉角

　　葉面無傷、葉緣翠綠、葉梗短、頂端越嫩越好吃。葉面若有傷或葉緣泛黑，可能新鮮度已經不足，建議不要購買。纖維化的梗吃起來口感不佳，梗越短表示嫩的地方越多，可食用部分也越多。

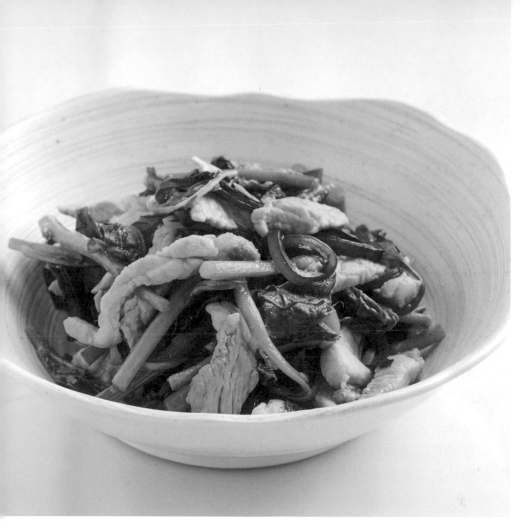

§ 皇宮菜料理 §

木須肉絲皇宮菜

材料
皇宮菜 50g、肉絲 10g、木耳絲、薑絲 2 片、茶油 1 大匙

調味料
蠔油 1/8 茶匙、海鹽 1/2 茶匙

作法

1 皇宮菜洗淨，切段；肉絲洗淨，倒入少許的醬油拌勻，備用。

2 取炒鍋倒入茶油加熱，放入薑絲炒香，續入肉絲、木耳絲拌炒。

3 放入皇宮菜拌炒至熟，加入蠔油、海鹽調味，即可盛盤食用。

[秋葵]

☑顧胃　☑減重　☑護眼　☑穩定血壓

果實呈長條狀，尾端尖細，屬於食療用的植物，它的黏液可以附著在胃黏膜上來保護胃壁，並促進胃液分泌，改善消化不良等症狀，可保護腸胃消化道、降低消化道癌症的發生。近年來在日本、台灣、香港及西方國家已成為熱門的顧胃養生蔬菜。

營養報你知

- **水溶性膳食纖維：**可以降血壓、幫助消化，幫助預防大腸癌。吃了會有飽足感，可協助控制體重。

- **維生素 A 及 β- 胡蘿蔔素：**有益於視網膜健康、維護視力、強化免疫系統及抗發炎作用，抑制不正常細胞的生成，預防癌症。還能維持健康及濕潤的內外表皮，像消化管道、尿道、生殖管道、皮膚及肺，所以對於保護胃黏膜及預防胃潰瘍也有幫助。

- **維生素、礦物質：**美國高血壓防治飲食建議指引裡，建議應多攝取的礦物質組合就是鎂、鉀跟鈣，這些成分在秋葵裡的含量都不低。而維生素 C、硒、鋅，有助於增強抗氧化能力及提昇免疫機能，預防感染。

挑選／保存小眉角

　　形狀越小口感越嫩，約大拇指的長度（5 ～ 10 公分）是最好的。輕輕捏，不硬但有點韌度為佳。脊上有毛、表面飽滿鮮艷，如果顏色發暗或發乾則較老。

　　秋葵極易受到擦傷，擦傷後很快就會變黑，要盡量平排躺置，不能擠壓。不可用銅、鐵器皿烹飪或盛裝，否則極易變色。

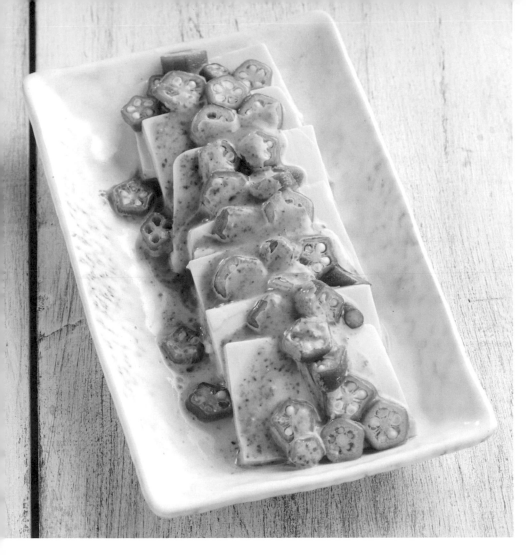

§ 秋葵料理 §

日式秋葵豆腐

材料
秋葵5根，雞蛋豆腐半盒

調味料
日式芝麻沙拉醬適量

作法

1 秋葵洗淨；雞蛋豆腐切成1公分厚的塊狀。

2 將秋葵放入滾水中汆燙至熟，撈起，放入冰開水中降溫，再切小塊狀。

3 將雞蛋豆腐放入盤中，放入秋葵，淋入日式芝麻沙拉醬拌勻，即可食用。

［ 青花椰菜 ］ ☑強化免疫力 ☑修復細胞 ☑抗氧化

青花菜富含礦物質鉀，對有腎臟疾病的患者而言，食用前須先汆燙後再拌炒，以減少鉀的攝取；而青花菜中含有少量的可能導致甲狀腺腫大的物質，會影響人體甲狀腺對碘的利用，最好和海帶、紫菜、淡菜、海參等含碘高的食材一同烹調食用。

營養報你知

- **含硫配醣體及蘿蔔硫素**：根據美國癌症研究協會及世界癌症研究基金會研究報告，攝取青花菜等非澱粉類蔬菜，可有效降低結腸直腸癌、口腔癌、咽喉癌罹患風險。

- **類胡蘿蔔素**：類胡蘿蔔素具有抗氧化的能力，其中 β - 胡蘿蔔素最為知名，能夠保護正常細胞，減少自由基傷害，並加速細胞中的DNA 修復速度，維持細胞正常的運作。

- **槲皮素、山奈酚及麩胱甘肽**：三者營養素均具有抗氧化能力，能抗菌、抗發炎、抗病毒，且能提高免疫功能，降低致癌物活性。另穀胱甘肽（Glutathione）與維生素 C 可抑制酪胺酸酶及黑色素的形成，有助於維持皮膚白皙。

挑選／保存小眉角

- 花蕾緊密完整口感較佳，避免選擇已開花或花蕾枯黃的青花菜。

- 梗為實心者，外觀看來少蟲害者為佳。

- 購買回的青花菜，可先將花蕾地方浸泡水中（只需浸泡到花蕾處就好），再放入保鮮袋密封冷藏，即可存放 3 ～ 5 天，維持翠綠喔！

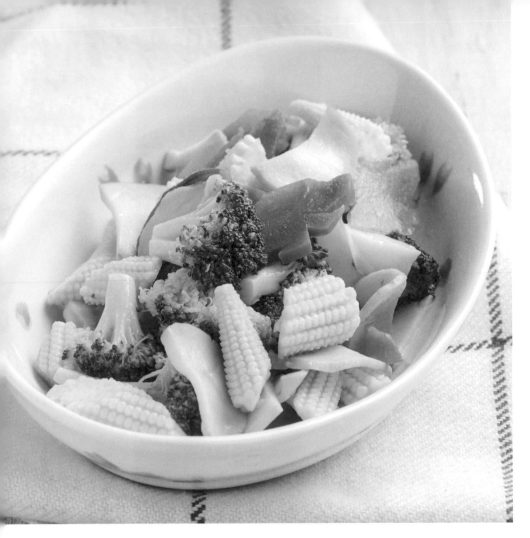

§ 青花椰菜料理 §

高纖彩蔬菇

材料
青花椰菜 100g、杏鮑菇 60g、玉米
筍 40g、紅蘿蔔片 30g

調味料
海鹽少許

作法

1 青花椰菜洗淨，切薄片狀；杏鮑菇用濕紙巾擦拭乾淨；玉米筍洗淨，對切。

2 取炒鍋倒入少許的油加熱，放入紅蘿蔔片、玉米筍以小火煎約 5 分熟。

3 放入青花椰菜、杏鮑菇煎至兩面熟，放入海鹽調味，即可盛盤食用。

［ 芭樂 ］ ☑富含維生素 C ☑減重 ☑清腸 ☑抗氧化

原產於熱帶美洲，四季均可取得，盛產期為 9 ～ 11 月，長相分梨型、圓形，甜度約 10 至 18 度。因為纖維高、熱量低，為減重低 GI 水果的良好選擇之一。果皮內富含大量的維生素 C。

營養報你知

● **植化素**：β- 胡蘿蔔素具有抗氧化作用，槲皮素、多酚、維生素 C 也都是抗氧化物質，保護身體免於受到活性氧的傷害（人體內活性氧過多時，細胞較易氧化、受傷，使癌細胞有機可乘）。

● **纖維素**：幫助腸蠕動調節，排除有害身體的物質，但若本身腸胃功能不佳、腸道蠕動較慢者，或攝取太少水分的話，食用過多易造成便祕。癌症病人若為便祕期，則要少量食用或改吃奇異果及香蕉。

● **維生素 C**：芭樂為高 C 水果，是天然美白的聖品，也有助於牙齦的健康、防止腫脹、出血和鬆動。可促進胃腸道黏膜細胞快速恢復功能，保持腸胃道的完整性，減少其相關癌症發生。

● **有機酸**：芭樂的維生素 C 與本身的有機酸（檸檬酸、蘋果酸）和高鉀，可起化合作用經人體吸收後增強免疫力。

挑選／保存小眉角

中型果較好吃，表皮上有珠粒狀突出，顏色呈翠綠色，選硬不選軟，過軟後皮色變淡綠色，爽脆度也下降。購買後可沾水用塑膠袋裝妥放冰箱冷藏，延長鮮度和果肉爽脆的時間。因維生素和多酚存在果皮內，不宜刷洗，用水沖洗即可。

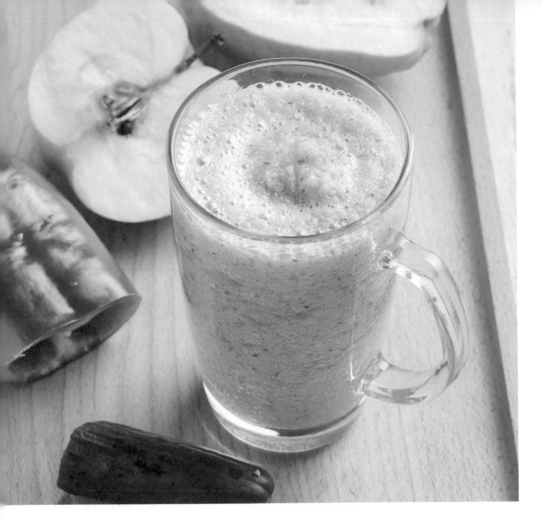

§ 芭樂料理 §

高纖五青蔬果汁

材料
青蘋果半顆、青椒 1/4 顆、青苦瓜 1/4 條、小黃瓜 1/2 顆、西洋芹 1 根、芭樂半顆

作法
1 將全部的食材洗淨，切成小塊狀。

2 全部的食材放入蔬果汁機中，倒入水半杯，以快速攪打均勻。

3 倒入杯中，即可飲用。

[茄子]

☑強化血管　　☑預防動脈硬化　　☑抑制腫瘤

台灣癌症基金會曾發表一項「親子蔬果喜好與認知」大調查，資料呈現「茄子」名列小朋友討厭蔬菜的第四名，即便是成人在平日購買的比例也不高。然而茄子有百分之九十是水分，富含膳食纖維及皂苷，有助於降膽固醇，紫色的外皮也含有抗自由基的多酚類化合物。

營養報你知

● **類黃酮**：主要機能是增強毛細血管和調整吸收能力，是控制毛細血管滲透性的要素，還可幫助維生素 C 的消化和吸收，使其不受氧化，共同維持結締組織的健康。可預防瘀傷、防止出血及增加對疾病的抵抗力。

● **花青素**：具有超強的抗氧化能力，能穩定細胞膜構造，保護動脈與靜脈的內皮細胞不受自由基破壞、減少細胞氧化病變，還可避免膽固醇被氧化，改善動脈粥狀硬化現象。

● **龍葵鹼**：即是茄鹼，能夠抑制消化系統腫瘤。紫色茄子的龍葵鹼含量比其他品種高，所以食療抗癌以紫茄為佳。

挑選／保存小眉角

　　果皮呈亮紫紅色、無凹洞挫傷、飽滿有彈性，若底部太膨大，表示較成熟老化。尚未切開或水洗的茄子可放在塑膠袋內冷藏保存數天。若購買時有包覆塑膠膜，先將塑膠膜去除，以維持表皮透氣。切開變黑是因為「單寧」這種成分接觸空氣而氧化，放在清水中沖洗一會兒，或在鹽水中沖洗，較不易變黑。

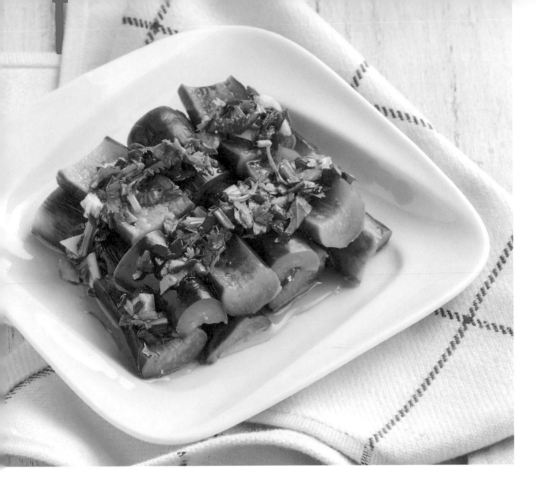

§ 茄子料理 §

涼拌茄子

材料
茄子兩條、紅辣椒半根、香菜少許、蒜頭少許

調味料
橄欖油1大匙、醋1大匙、鹽少許

作法

1 茄子洗淨，去蒂，對半切開，每條再橫切成2～3段；紅辣椒去蒂去籽，切末，備用；蒜頭切碎，備用。

2 茄子放入蒸鍋中蒸至熟，取出，靜置冷卻，裝入盤中。

3 將橄欖油、醋、鹽、蒜末拌勻成醬汁，淋在茄子上面，再撒上香菜末及紅辣椒末，即可食用。

[黑木耳]

☑減重　　☑穩定血糖　　☑增強免疫力

別名雲耳、耳子、光木耳、毛木耳或木茸，肉厚且韌，背面毛層濃密，下方呈平滑白粉狀（孢子積成的顏色）。多產於溫帶及亞熱帶地區，是台灣普遍食用菌菇之一，在六大類食物屬於蔬菜類，口感質地清脆，味道鮮美。熱量低、富含膳食纖維，營養成分中的多醣體可增強免疫力，尤其適合在天氣冷熱交替的感冒旺季食用。

營養報你知

- **膳食纖維**：每 100 克黑木耳就含有 6.5 克膳食纖維，攝取一個女性拳頭大小的份量，就滿足四分之一的每日需求量，而熱量才 35 大卡，可說是減重的好幫手！當中的水溶性膳食纖維在吸水膨脹後，除了可以增加飽足感，也可降低血中膽固醇、三酸甘油酯，延緩醣類吸收、穩定血糖值。

- **多醣體**：黑木耳屬於菌菇類，具有豐富的多醣體及植物膠質，能增強體內免疫細胞 T 細胞數量及功效，能強化體內免疫系統，協助對抗癌症，也適合常感冒、免疫力較弱的人。

挑選／保存小眉角

市面上的乾木耳較難看出品質的好壞，因此容易買到劣質摻假的黑心貨。選購新鮮的黑木耳時，應挑選肉質肥厚、朵大完整者為佳。

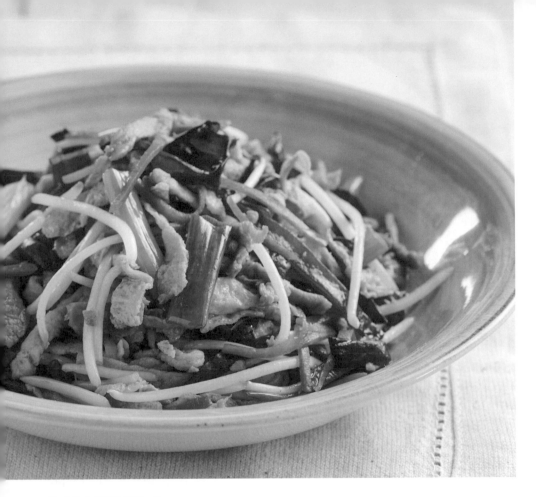

§ 黑木耳料理 §

木須炒肉

材料
雞蛋 2 顆、黑木耳 80g、里肌肉絲 50g、紅蘿蔔絲 30g、銀芽 60g、蔥段 10g

調味料
蠔油 1 大匙、烏醋適量、白胡椒粉適量

作法

1　黑木耳洗淨，切成細條狀；小黃瓜切絲。

2　將雞蛋打散，放入煎鍋煎成蛋皮，切絲，備用。

3　取炒鍋倒適量的油加熱，放入黑木耳絲、里肌肉絲、紅蘿蔔絲拌炒至快熟。

4　加入銀芽、炒好的蛋絲、蔥段拌炒，放調味料拌勻，即可盛盤食用。

[藍莓]

☑強化血管　☑預防動脈硬化　☑抗氧化

原產於北美洲與東亞，是地球上最古老的植物之一，早在數百年前，美國印第安人便已在食用藍莓，例如乾燥後磨成粉，或作為肉類的調味料，使其可長期保存食用；當地婦女產後也會將它當作補品。產季短且產量不多，有「北美藍寶石」之稱。

營養報你知

● **花青素**：能穩定細胞膜構造，保護細胞的完整性以減少細胞氧化病變。還可避免膽固醇被氧化，改善動脈粥狀硬化現象。

● **類黃酮**：其中的山奈酚和槲皮素能淨化血管，保持血管彈性，提升免疫力。

● **有機酸**：鞣花素和鞣花酸具有抗氧化的特性，可抑制致癌物與 DNA 結合。與其他多酚類抗氧化劑一樣，鞣花酸透過降低氧化刺激來發揮化學保護的作用。

● **白藜蘆醇**：是一種多酚類化合物，具有抗血小板聚集和抗炎、抗過敏作用。還能阻止低密度膽固醇的氧化、具抗血栓作用，降低動脈粥樣硬化和冠心病、缺血性心臟病等發生機率。研究證實可有效抗癌、抑制癌細胞生長。

挑選／保存小眉角

　　夏季盛產，5～10 月是新鮮藍莓的採收期，7 月為巔峰。非產季也可以買到冷凍、罐裝和乾藍莓。選擇果實觸感堅實飽滿、顏色均勻、表面有白色果粉者佳。買回應儘早食用，以保鮮容器冷藏可存放一週。如有發霉損傷要挑出丟棄，以免擴散影響。

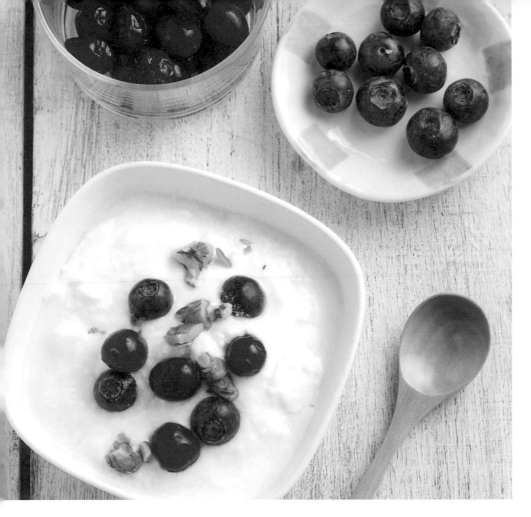

§ **藍莓料理** §

莓果綜合優格飲

材料
藍莓 20g、蔓越莓 20g、優格 300g、核桃碎 15g

作法
1 將藍莓、蔓越莓、優格放入容器中，用手持攪拌器攪拌均勻。

2 倒入容器中，加入核桃碎，即可食用。

［香菇］

☑抑制腫瘤　☑預防骨鬆　☑增強免疫力

真菌類，為食用菌類孢子植物，新鮮香菇含有香菇酸，乾燥期受到酵素作用而產生香菇精，並產生特殊香氣，常用於作為湯品增加鮮味用途。科學研究證實其黏多醣體對防癌與疾病有直接或間接的效益。

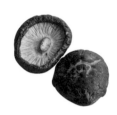

營養報你知

● 香菇屬於蕈菇類，比其他蔬菜類含有較多的胺基酸，又無動物性蛋白質的膽固醇及飽和脂肪，富含多醣體、膳食纖維、麥角固醇，可增強免疫力、幫助降低膽固醇及三酸甘油酯。

● 香菇多醣：能增加人體免疫能力，使體內自然殺手細胞及 T 淋巴球活化，分化腫瘤壞死因子，促進抗體產生，減緩癌細胞的繁殖與生長。與雞肉、豬肉等一同煮湯，便是一道富含蛋白質及纖維的湯品，能增強免疫力、促進食慾。

● 麥角固醇：為維生素 D 的前驅物，陽光曝曬後再乾燥，可增加維生素 D 的含量，可以預防骨質疏鬆，幫助骨質保健。

挑選／保存小眉角

　　鮮菇要肉厚、量重、菇傘未打開、傘內褶頁白嫩無破損、傘面有光澤者為佳。乾菇則須注意封袋無破裂、菇體完整、不變色、有香氣、無菇屑及彎軟、沒過期等情況。鮮菇清洗時去根部，沖洗後便可烹食；乾菇須先泡水 3 ～ 4 小時後烹食，菇水可煮湯或茶飲；若屬段木栽培則需注意清潔泥沙雜物、木屑等；若為大陸香菇乾，建議洗淨後在開水中燙過再泡水。

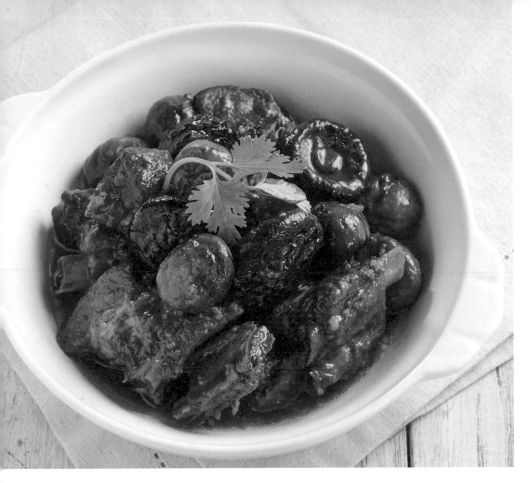

§ 香菇料理 §

香菇板栗燒子排

材料
子排骨半斤、乾香菇 5 朵、板栗
10 顆、薑片 4 片、青蔥 1 支

調味料
醬油 1 大匙、糖 1/2 茶匙、米酒 1
大匙、海鹽適量

作法

1　排骨切小塊；乾香菇沖洗，浸泡冷水至軟；青蔥洗淨，備用。

2　取炒鍋倒入油加熱，放入薑片、青蔥以中小火煸香，放入子排骨拌炒至七
　　分熟，倒入米酒煮開。

3　放入醬油、糖，以小火煮溶，倒入水 2 杯，以大火煮沸，加入香菇、板栗
　　煮至收汁，最後放入海鹽調味，即可食用。

[大蒜]

☑抑制腫瘤　☑顧腸道　☑增強免疫力

大蒜是烹飪料理中不可或缺的辛香佐料，也是早期歐洲國家用來保健身體的食材，同時也是現代人保肝、提升免疫力的保健食品首選食材。含有豐富的維生物與礦物質、蒜素、類黃酮、菊糖等營養素。

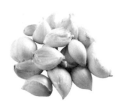

營養報你知

● **蒜素**：已證實具有防止腫瘤增生的效果，可抑制致癌物亞硝胺的形成與代謝，影響身體解毒系統之酵素的作用，並修補細胞和增強免疫力，對於胃癌、大腸癌等有預防的作用。但要注意的是：加熱會降低蒜中的抗癌有效成分，最好將生蒜切薄片或拍碎後，放置常溫中 10 分鐘，與空氣接觸，讓蒜中的蒜胺酸、蒜酶轉化為蒜素，提高抗癌的效用。

● **類黃酮**：能淨化血管，保持血管彈性，提升免疫力。

● **菊糖**：屬於水溶性膳食纖維，是維持腸道好菌的重要營養素，維持結腸細胞的完整性，可稱為「益生質」。建立良好的腸道菌相及腸道黏膜完整性，可提升人體的免疫反應，降低宿主腸道疾病發生的可能性。

挑選／保存小眉角

　　剝碎的蒜瓣較難看出原先的品質，也不利存放，購買時建議選擇蒜粒飽滿又大、蒜梗硬的整顆大蒜。盛產季的蒜頭，手摸略帶潮溼的水感，且皮膜較厚，蒜頭表面若受到破壞才會散發蒜味，應選擇聞起來沒有蒜味的蒜粒。

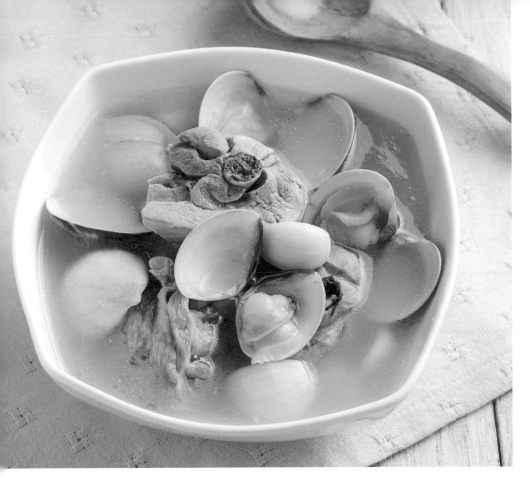

§ 蒜頭料理 §

蒜頭蛤蜊雞湯

材料
雞腿肉 1 隻、蒜頭 10 顆、蛤蜊 10 顆、
薑片 4 片、青蔥 1 支

調味料
米酒 1 大匙、海鹽適量

作法

1　雞腿肉洗淨，切小塊，放入滾水中汆燙，撈起；蒜頭去外皮，洗淨；青蔥
　　洗淨，備用。

2　取湯鍋倒入水 1200CC 煮沸，放入雞腿肉、薑片、青蔥、米酒，以大火煮沸，
　　轉小火續煮約 20 分鐘。

3　放入蒜頭煮約 8 分鐘，加入蛤蜊加蓋煮沸至熟，最後攪入海鹽調味，即可
　　食用。

［苦瓜］

☑抑制腫瘤　☑抗氧化　☑增強免疫力

苦瓜的果實外觀長滿突起瘤狀物，有白色、深綠色、翠綠色，後兩種比較苦，全年均產，盛產期 4 ～ 10 月。夏天吃苦瓜，能刺激唾液和胃酸分泌，增加食慾。營養豐富，維生素 C 的含量居瓜類之冠，有瓜中 C 王之稱。

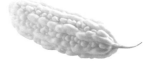

營養報你知

● **胺基酸及無機鹽**：可激發淋巴 T 細胞和殺手細胞數量增加，強化抗病力和抑制腫瘤成長的能力。胰蛋白酶也能抑制腫瘤細胞中的蛋白腖分解而不易成長，可降低舌、喉、鼻、胃、大腸的癌症形成，降低乳癌及子宮頸癌的發生率。

● **植化素**：黃酮類在白色和綠色苦瓜都有，具有抗氧化作用，維持細胞正常發育並強化微血管的滲透性，控制血壓、抑制高血糖和癌細胞成長；維生素 C、A 屬抗氧化維生素，綠色苦瓜含量最高，保護細胞免受活性氧傷害，抵抗癌細胞形成及變惡。

● **苦瓜素**：能有效促進去氧核醣核酸（DNA）和核醣核酸（RNA）的合成，使細胞良性生長不易變異。吃時有苦味，有抗氧化作用，自由基不易活躍。增加 T4 細胞數量，強化免疫。

挑選／保存小眉角

　　果體端正，光澤明亮，瘤狀突出明顯，不受蜂咬，果瘤不裂為佳，若有壓傷和腐爛生蟲最好不要購買。常溫可放 1 ～ 2 日，冰箱可放 3 ～ 5 日，過熟則要盡快吃。食用前先以清水浸泡使農藥水解，再以軟毛刷順瘤紋刷洗；若過熟僅可沖洗不可泡水。

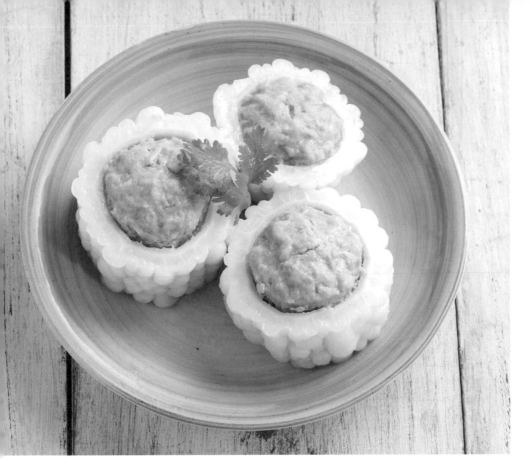

§ 苦瓜料理 §

苦瓜鑲肉

材料
苦瓜半條、絞肉 200g、薑末少許、蒜末少許

調味料
醬油 1 大匙、米酒 1 茶匙、白胡椒 1/4 茶匙、麻油 1/2 茶匙、水 3 大匙、海鹽 1 茶匙

作法
1 絞肉放入容器中，放入全部的調味料攪拌均勻，靜置約 50 小時入味。
2 苦瓜洗淨，切成約 3 公分高的長段，去籽，苦瓜內圈取用份量外的太白粉水稍微沾濕。
3 將調味過的絞肉，取適量塞入苦瓜長段中，依序全部完成，裝入容器中。
4 移入電鍋內蒸煮至熟（外鍋放 2 杯水），取出，即可食用。

[大白菜]　　☑抑制癌細胞　☑抗氧化

又叫包心白菜，外型與品種因產地而有所不同，分有結球白菜、山東大白菜、天津白菜、包心白菜等。台灣全年均產，11 月至翌年 5 月為盛產期，冬季的產地在彰化、雲林、嘉義、台南等地，夏季產地則以高冷地區為主（如梨山、南山等）。

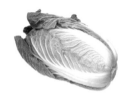

營養報你知

● 大白菜為美國癌症醫學會推廣的 30 種抗癌蔬果之一，與花椰菜、甘藍、高麗菜等為姊妹菜，所含的成分相近。

● 吲哚（Indoles）：能阻礙致癌物質內部代謝活性酵素的功能，進一步達到抗癌的作用，常存在於白色的蔬菜中。

● 異硫氰酸鹽、蘿蔔硫素：為含硫化合物，可增加肝臟解毒酵素的能力，減少去氧核醣核酸（DNA）的受損，也可抑制早期癌細胞病變而使細胞正常分化。

挑選／保存小眉角

　　注意葉菜邊緣是否翠綠，葉片是否完整而不枯黃、老硬、病蟲害、水傷腐爛等現象。品種不同，其質地的細嫩、結球情形也不同，但氣候越冷、產品越優良，每顆約 1.2 ～ 1.5 公斤重。一般而言，農藥及生物蟲害殘留於外葉較內葉多，故在清洗包心白菜時，可先切下根部 1 至 2 公分，再以大量清水清洗。市售的大白菜，通常包裝完善，可於冰箱中存放一週左右，而冬季則可於室溫中存放，是平常的備用蔬菜。

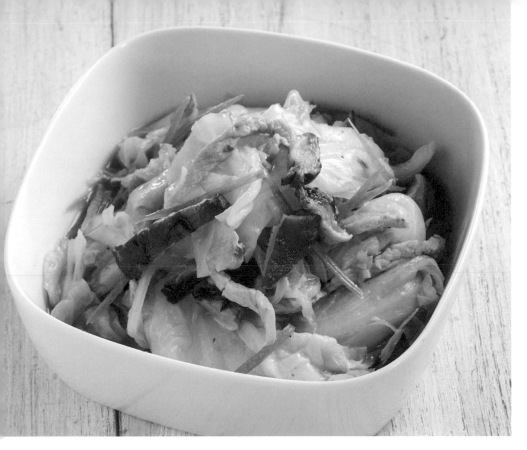

§ 大白菜料理 §

櫻花蝦白菜滷

材料
大白菜 100g、乾香菇 2 朵、豬肉絲 30g、櫻花蝦 10 g、紅蔥酥 1 大匙、蒜末 1 大匙

調味料
醬油少許、海鹽少許

作法

1 大白菜洗淨，切段；乾香菇沖淨，泡水至軟，切絲；豬肉絲加入少許的醬油拌勻。

2 取炒鍋倒入油加熱，放入紅蔥酥、蒜末炒香。

3 加入香菇絲、豬肉絲炒熟，倒入少許的醬油拌炒入味，放入大白菜拌炒至熟。

4 放入櫻花蝦、海鹽，以中小火煮約 5 分鐘，即可盛盤食用。

白色

[洋蔥] ☑抗氧化 ☑降血脂、降血糖 ☑抗過敏

洋蔥，原產於中亞和地中海沿岸地區，由於使用頻繁且營養價值高，在歐美地區素有「蔬菜皇后」的美譽。由於洋蔥中的維生素 B1、維生素 C 及多種硫化合物，不耐久煮，以全營養的觀點來看，生食洋蔥比煮熟的，能夠保留較多的營養成分，不過洋蔥容易造成脹氣，再者生洋蔥含有刺激成分，若患有消化道潰瘍病史的人，或胃腸道不適者，則不建議生食。

營養報你知

● **硫化合物**：洋蔥所含的多種硫化合物能阻止血小板凝結，加速血液凝塊溶解，具有消除體內自由基、降血糖、降血脂的功效。硫化合物及前列腺素，具有降低發炎反應，減少氣喘及過敏的效果。

● **鈣**：洋蔥富含鈣質，鈣質與人體免疫、神經、內分泌、消化及生殖等系統功能的維持有密切關係。攝取足夠的鈣質，可預防骨質疏鬆症，降低男性攝護腺癌罹癌風險。

● **槲皮素**：類黃酮素的一種抗氧化劑，避免癌症細胞擴散。大量食用洋蔥大蒜的地區，胃癌死亡率下降，致癌率可降到 20 ～ 60％。

挑選／保存小眉角

● 挑選表皮光澤透亮、手感堅實、重量略沉。

● 鱗片緊實、蔥頭肥大，而且沒有長芽帶葉者。

● 避免購買已剝皮的洋蔥，以確保新鮮。

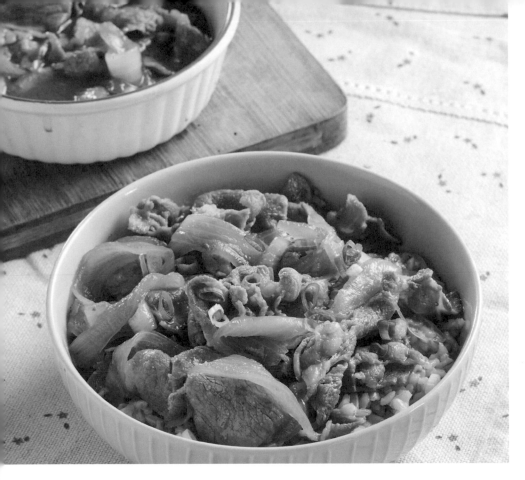

§ 洋蔥料理 §

日式豬丼糙米飯

材料
豬里肌肉片 100g、洋蔥 2/3 顆、蔥花 1 大匙、海苔絲少許、熟糙米飯 1 碗

調味料
森香菇醬油露（葷）2 大匙、味霖 2 大匙、米酒 2 大匙

作法

1 洋蔥切絲；玉米洗淨，切小塊。全部的調味料放入湯鍋中，以小火煮沸，熄火，備用。

2 取炒鍋倒入油加熱，放入洋蔥絲拌炒至透明狀，盛入盤中，續入豬里肌肉片炒至熟，再放入燒好的調味料，以中火煮約 3 分鐘。

3 放入洋蔥絲煮約 1 分鐘，盛入糙米飯上面，擺上蔥花、海苔絲，即可食用。

防癌抗癌第 2 功：規律運動

許多國內外研究發現，常運動的人罹患癌症的機率比少運動的人低，且缺少運動所導致的體重過重、腰部肥胖也會增加罹癌的風險，所以，建議每天從事 30 分鐘以上的運動，以維持健康的身體。若無法達到每天運動 30 分鐘，至少要 15 分鐘，不僅可延長 3 年壽命，還可降低癌症死亡風險 10％。眾多證據顯示，任何類型的運動都有助於防止包括大腸癌、乳癌、子宮內膜癌、胰臟癌和腎臟癌的發生，而且運動也是維持健康體態的關鍵。

規律運動帶來的訓練包含肌耐力、肌力及柔軟度，應儘可能進行多元化的運動方式，例如：快走、腳踏車、游泳、爬山、保齡球、太極拳、瑜珈等，不僅可維持日常身體功能，並可預防跌倒及因肥胖所引起的諸多慢性疾病風險。

讓運動成為你的抗病良藥

為了預防癌症，美國癌症協會（American Cancer Society）在 2012 年提出幾點建議：

● **成人**：每週至少 150 分鐘中等強度運動或 75 分鐘高強度運動，又或者相當的運動量，且 ·週中最好平均分配。

● **兒童及青少年**：每天至少 60 分鐘中等強度運動，每週至少 3 天以上為高強度的運動量。

● **減少靜態生活**：例如：坐、躺、滑手機、看電視、打電動或其他此種對著螢幕的娛樂。

● 除了日常生活外，多增加身體活動，對健康有很多益處。

　　維持較活躍的生活型態（**有達到每週 150 分鐘中等強度運動的建議標準**），相對於沒有運動的人，可降低癌症發生風險，研究發現，更年期婦女每週快走 75 ～ 150 分鐘，可以降低乳癌發生風險 18％，活動量越多，效果越好。

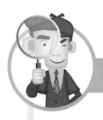

運動強度的區分

● 中等強度與高強度運動的區分？

　→中等強度運動：有點微喘，心跳增加，可以講話但不能唱歌，例如：快走（**每分鐘約 120 步**）。

　→高強度運動：很喘，而且幾乎不能講話。例如：慢跑。

　爬山時如果覺得有點吃力或有點喘，但還可以跟朋友聊天，就是中等強度；若連續爬坡變得很喘，腳很吃力，就達到高強度。

● 每週 150 分鐘中等強度運動（或 75 分鐘高強度）搭配範例

　→快走 10 分鐘當一個單位，每週累積 15 個單位。

　→每次快走 30 分鐘，每週 5 次。

　→每次跑步 20 分鐘，每週 3 次，跑步前與跑步後皆快走 5 分鐘。

　註：2 分鐘中等強度運動相當於 1 分鐘高強度運動，可依此原則搭配運動量，例如：150 分鐘中等強度運動＝ 75 分鐘高強度運動＝ 100 分鐘中等強度運動＋ 25 分鐘高強度運動。

許多科學研究已經驗證，透過運動可以維持或增強體能、降低體脂肪、降低胰島素阻抗、減少慢性發炎、調節荷爾蒙和免疫力，因而降低癌症、高血壓、糖尿病的發生。因為體脂過高會增加荷爾蒙濃度，在跟荷爾蒙相關的癌症如乳癌、攝護腺癌、子宮癌、卵巢癌等，荷爾蒙會增加癌細胞生長，另外體脂肪高也會降低免疫力與引起慢性發炎，這些都會促成癌症的發生。對癌症患者而言，肥胖、胰島素阻抗增加、慢性發炎及免疫力降低，都不利於癌症病情的控制。

維持規律的運動習慣不僅可以降低癌症發生的機會，即使在罹癌前沒有運動習慣，如果在罹癌後開始規律運動，也可以有效降低癌症死亡率。在治療過程中或是剛結束的康復期間，根據自己的體力狀況漸進式運動，也可加速體能恢復。

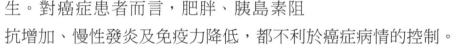

運動在醫學上的意義	
1. 降低心臟血管疾病	7. 減少疲勞感
2. 控制糖尿病	8. 增加心肺功能
3. 延緩老化	9. 預防癌症發生：
4. 降低體脂肪	●排除致癌因子
5. 減少慢性發炎	●延緩癌症進展
6. 調節荷爾蒙和免疫力	●幫助癌患復原

活動不等於運動

- **活動**：身體有動就有能量消耗
- **運動**：規律性有計畫的活動

　　所謂身體（體能）活動（Physical activity）是指任何一種有能量消耗的動作，包括休閒娛樂、工作與日常生活的活動等，而運動（Exercise）是維持或增加身體健康的結構性、重複動作，算是身體活動的一種。為了維持健康體適能[註]，預防癌症，每日應保持一定的活動量，也可以透過規律運動來達成，例如：一週五天，每次健走持續 30 分鐘，體弱者或是真的很忙的人，可以用一次至少 10 分鐘，分成 3 次，化零為整的方式達成。

　　不管活動量如何，建議每個人都要有規律運動的習慣，且運動必須要達到足夠的強度，並持續做一段時間，才能達到訓練的效果。持續有恆的有氧運動，可以增加心肺適能；肌力訓練則可以幫助肌肉適能，而增加柔軟度必須靠伸展的運動來達到。日常生活的活動量不一定能達到有效運動強度，只有規律運動才能幫忙維持較佳的身體組成，降低脂肪量，維持或增加肌肉量與骨量。

> **註** **體適能包括四大項**：身體組成、心肺適能、肌肉適能及柔軟度，體適能跟健康與生活功能有很大關係。身體組成就是身體的骨頭、肌肉與脂肪的比例，過多的脂肪在肚子容易發生代謝症候群；稍微走動或是活動一下就氣喘噓噓，心跳很快，代表心肺適能不足以應付；爬幾層樓腿就沒力氣了，表示肌肉耐力不夠；手無法伸到背後抓癢，腰彎不下去撿地上的東西，表示柔軟度可能不夠。

養成每週 150 分鐘以上中等強度的規律運動

規律的運動比偶爾想到一次做很多運動有效，所以要選喜歡的、容易做的運動，並且融入到日常生活中。原本不運動的人，一開始運動應該循序漸進、視體能情況慢慢增強；若是 40 ～ 50 歲的中年人，在開始做較高強度的運動前，需先確認是否有心臟疾病或其他慢性病，以調整運動內容，或由專業人員建議。青少年則建議每天有 1 小時以上的運動時間，並限制「對著螢幕」的時間，例如：看電視、玩電動、上網等。

現代人坐著看電視、打電腦、辦公桌前工作的時間越來越長，每天坐著超過 8 小時，或是白天有 60% 時間坐著，對健康不好，也是造成肥胖的主要原因。長時間坐著，就算活動量有達到建議標準，運動的效益也會大打折扣。所以辦公室工作者要找機會起來站一站，每小時起身活動一下，也可以使用可調高度的工作桌，有時站著做事，避免久坐對健康的不利影響。

我的活動量夠不夠？

● **怎麼算活動量：**
活動量要看活動的強度與持續時間。

● **活動強度怎麼算：**

1. **輕度**：很輕鬆，例如：散步。

2. **中等強度**：會有點流汗，但是活動中還可以講話，不能唱歌，例如：快走。

3. **高強度**：會流汗會喘，活動中不太能講話，例如慢跑。

不同運動強度的範例

類型	日常生活活動	工作	運動
輕度	● 坐牌桌前、打電腦、拜訪朋友、吃飯、閱讀、坐著或斜躺著看電視（不包括睡覺）	● 辦公室工作	● 散步
中等強度	● 種菜、種花 ● 攜帶有點重的東西（大約7.5～17台斤或4.5～9公斤），如：兩包A4紙、兩瓶家庭號鮮奶、一個小玉西瓜、三個帶皮鳳梨、5公斤米、3個紅磚頭、7瓶玻璃瓶啤酒或米酒、一箱24瓶易開罐飲料、買菜、背或抱小孩、費力的家務（整理庭院／陽台、清洗窗戶、用手擦地、鋪床、手工洗車）	● 需要走動的工作	● 快走 ● 下山 ● 一般速度游泳、騎腳踏車 ● 網球雙打、羽毛球、桌球、棒球 ● 太極拳 ● 慢舞 ● 丟接球 ● 水中有氧
高強度	● 快速上樓梯 ● 用力鏟挖 ● 搬運重物 （大於17台斤或10公斤）	● 重度勞動工作	● 慢跑 ● 上山、爬坡 ● 持續快速游泳、騎腳踏車（上坡、或是平地騎速度大於每小時16公里） ● 有氧舞蹈、快節奏舞蹈 ● 跳繩 ● 跆拳道 ● 需要跑來跑去的球類運動（籃球、足球、網球單打）

身體活動量計算方式

◎ 每週活動量計算

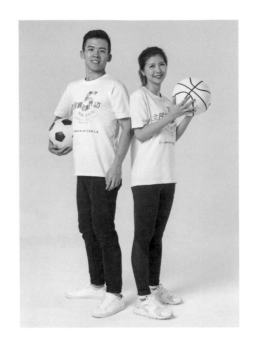

1. 先計算過去 7 天中做中等、高強度與走路三種類別的時間，以分鐘為單位。

2. 再乘以不同類別活動的代謝當量 (METs)：中等活動乘以 4，高強度活動乘以 8，走路乘以 3.3。

身體活動量 = 代謝當量 X 每天活動時間 X 每週有做的天數

例如：

一週有五天，每天下公車走路回家 10 分鐘，晚上健（快）走持續 30 分鐘；週六爬山一個小時，下山 30 分鐘。

- 走路 3.3 METs X 10 分鐘 X 5 天 = 165 METs- 分鐘 / 週

- 健走 4 METs X 30 分鐘 X 5 天 = 600 METs- 分鐘 / 週

- 爬山（上山）8 METs X 60 分鐘 X 1 天 = 480 METs- 分鐘 / 週

- 爬山（下山）4 METs X 30 分鐘 X 1 天 = 120 METs- 分鐘 / 週

- 相加總計一週活動量為 1365 METs- 分鐘 / 週（22.75 METs- 小時 / 週）

3. 將三種類別的活動量加總，依下列標準判定活動量是否足夠：

	條件（符合下列任一項即可）
活動量足夠	1. 一週高強度活動加總 60 分鐘以上。 2. 中等程度活動加總有 150 分鐘以上。 3. 高強度、中等活動與走路三種活動天數合計達 5 天以上，且三項加總達 600 METs- 分鐘以上。
高活動量	1. 高強度活動天數 3 天以上，高強度活動量總和大於 1500 METs- 分鐘以上。 2. 高強度、中等活動與走路三種活動天數合計達 7 天以上，且三項活動量加總達 3000 METs- 分鐘以上
活動量不夠	長時間坐著，活動天數不足以上標準。

◎ 每日活動量計算

　　另一種簡易計算方式，用計步器計算每天的走路步數，可以瞭解今天活動量夠不夠。現今穿戴式裝置，手機 APP 都可以準確有效記錄到身體活動量以及運動量，可以用來檢視每日或是每週的運動量是否達到目標。

由每日走路步數檢視運動量	
步數	活動量
0 ～ 5,000	幾乎靜止不動 Sedentary
5,000 ～ 7,499	低度活躍 Low Active
7,500 ～ 9,999	中度活躍 Somewhat Active
10,000 ～ 12,500	中高度活躍 Active
>12,500	高度活躍 Highly Active

增加活動量的策略

在日常生活及工作中增加活動的原則：化零為整，積少成多。

辦公室上班族增加活動量的策略

1. 多利用時間快走，例如：買咖啡飲料、去會議室開會。

2. 利用午休時跟同事一起快走出去吃飯，外出吃中飯後跟同事散一下步。

3. 喝水時順便動一動、走一走。

4. 可以站著時不要坐著。

5. 講電話時站起來或走動。

6. 上下班車停遠一點或是提早一兩站下公車稍微走一下。

7. 有需要跟同事溝通時，走至同事辦公桌，取代打電話或是line。

8. 多走樓梯，坐電梯提早1～2層樓下，再爬樓梯1～2層樓。

9. 上廁所時多繞一些路。

10. 設定鬧鈴提醒起來走動（活動）。

11. 每隔一小時，起來做一些伸展操，例如：弓步、半蹲、上半身伸展或是肩膀動一動。

12. 短時間等待，例如：微波餐盒時，做一些推牆、深蹲、伸展等活動。

居家日常生活增加活動量的策略

1. 晚飯後跟家人一起散步。

2. 天天去遛狗。

3. 使用計步器,目標日行萬步。

4. 電視廣告時站起來動一動。

5. 邊看電視邊運動,例如:騎固定式腳踏車、跑步機,或是肌力運動。

6. 出外辦事,快走或是騎腳踏車取代開車。

7. 小孩運動時跟在旁邊一起運動。

8. 在大賣場或是捷運地下街快走（不受天候影響）。

9. 假期的休閒活動,少開車,多走動或是騎腳踏車。

10. 站著講電話或邊走邊講。

11. 每天花時間跟小孩玩。

12. 逛街購物採買等多以走路、騎腳踏車取代開車。

13. 爬樓梯比坐電梯好。

14. 跟家人、朋友或同事一起運動。

15. 參加運動社團,可以排入生活作息時間表,達到定時運動的目的,也可以大家互相砥礪。

16. 利用運動中的休息做伸展或短暫的步行。

17. 使用計步器了解並增加每日行走的步數,或是善用穿戴式裝置,下載手機 APP 幫忙計算與監測每日（每週）活動量。

運動三角錐：運動量建議種類與次數

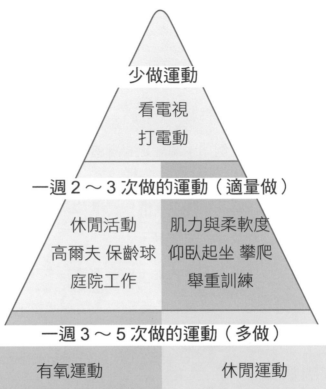

少做運動
看電視
打電動

一週2～3次做的運動（適量做）

休閒活動
高爾夫 保齡球
庭院工作

肌力與柔軟度
仰臥起坐 攀爬
舉重訓練

一週3～5次做的運動（多做）

有氧運動
長時間步行 騎腳踏車
游泳

休閒運動
網球 龍球 籃球

天天做的運動（在日常生活中可做的）

遛狗
爬樓梯代替搭電梯
將車停在較遠處用走的到目的地

準備好做運動了嗎？

◎ 我可以運動嗎？

如果你的年齡在 15 ～ 69 歲，可以先回答以下問題，確認運動是否安全，如果都是「否」，表示現在開始運動相對是安全的；若其中有一題答「是」，建議最好尋求專業人員為你設計適合的運動。

是	否	自我評估項目
		1. 是否有醫師告訴過你，你的心臟有些問題，你只能做醫師建議的運動？
		2. 當你活動時是否會有胸痛的感覺？
		3. 過去一個月以來，你是否有在未活動的情況下出現胸痛的情形？
		4. 你是否曾因暈眩而失去平衡或發生失去意識的情形？
		5. 你是否有骨骼或關節問題（例如：背部、膝、髖關節），且可能因活動而更惡化？
		6. 你是否有因高血壓或心臟疾病而需服藥（醫師處方）？
		7. 你是否知道你有任何不適合活動的原因？

※ 如果年紀超過 69 歲，且原來就不太運動，在增加活動量前，最好諮詢一下醫師或專業人員。

※ 如果因為感冒或發燒等原因覺得不舒服，可等到身體好轉時再開始。

※ 如果已經或可能懷孕，請先徵詢醫師的意見。

運動的種類與訓練計量

透過下列運動種類的組合,可以讓我們身體的組成變好。

◎ 有氧運動

● 功能:訓練心臟與肺臟(即心肺適能),讓體力變好,日常生活比較不容易累,持續 30 分鐘以上可以燃燒脂肪。

基本原則

1. 要達到一定的心跳(心律),所以要計算我們的最大心跳跟目標心跳。

2. 要持續一段時間,通常建議 30 分鐘以上,但要量力而為。

3. 運動強度:中到中強的程度。

4. 每週 3 ～ 5 天。

怎麼量心跳

手腕脈搏測量:用另一手的食指與中指輕輕放在手腕靠近大拇指側,就可以量到手腕的脈搏。

頸動脈測量:位於脖子前側,氣管的兩旁,可量出它的跳動。

利用電子表或有秒針的鐘錶計算 15 秒所量到的脈搏數 × 4 就是每分鐘的心跳。如果脈搏忽快忽慢的人(心律不整)則要量 30 秒到 1 分鐘再換算。

在安靜休息時量到的心跳就是休息時心跳;在運動一定程度時,一邊運動一邊量脈搏可以計算運動時的心跳,也可以利用儀器幫忙量測。

如何計算目標心跳

　　最大心跳的計算：預估最大心跳為 220 －年齡。例如： 年齡為 50 歲，則預估最大心跳為 220 － 50 = 170。專業的目標心跳計算有兩種方式：

❶ 建議中度的有氧運動必須達到預估最大心跳的 70%～ 85%

170 × 70%＝ 119　　170 × 85%＝ 144

所以目標心跳為 119 ～ 144 下／分鐘

❷ 用休息心跳＋（最大心跳－休息心跳）× 50%～ 85%

基本強度設定在 60%

如休息心跳為 72 下／分鐘

$$72 ＋（170 － 72）× 50\% = 72 ＋ 49 ＝ 121$$

$$72 ＋（170 － 72）× 60\% = 72 ＋ 59 ＝ 131$$

$$72 ＋（170 － 72）× 85\% = 72 ＋ 83 ＝ 155$$

目標心跳為 121 ～ 155 下／分鐘

簡易的目標心跳計算	
運動時維持的心跳數／每分鐘	目的
（220 －實際年齡）× 50 ～ 60 %	保持健康
（220 －實際年齡）× 60 ～ 70 %	體重控制
（220 －實際年齡）× 70 ～ 80 %	有氧訓練
（220 －實際年齡）× 80 ～ 100 %	競賽訓練

※ 心跳會隨著年齡及訓練的目的作適當調整。

簡易的運動強度心跳估算指標：自覺用力係數（ RPE ）表

6	
7	非常非常輕微（very very light）
8	
9	非常輕微（very light）
10	
11	輕微（fairly light）
12	
13	有點吃力（somewhat hard）
14	
15	吃力（hard）
16	
17	非常吃力（very hard）
18	
19	非常非常吃力（very very hard）
20	

　　自覺用力係數（RPE）來估計：自覺用力係數在 6 ～ 20 是相對於心跳每分鐘 60 ～ 200 下，6 約是休息狀態，20 是非常累，建議運動強度到自覺用力係數 12 ～ 14 左右，約有點吃力到吃力之間。自覺用力係數在 13 有點吃力狀況在一般健康人的心跳也差不多是 130 左右。

◎ 肌力運動

● **功能**：包含肌力訓練和肌耐力訓練，肌力是指單次可以做出來的最大力量，比較像是爆發力，例如：舉重選手一次可以舉很重，但是無法連續舉很多次。肌耐力則是肌肉可以連續重複做一個動作的能力，不用很大的力氣，但要重複做很多次。

基本原則

1. 隔天做，中間間隔 48 小時，讓肌肉休息。

2. 以大肌群為主。

3. 覺得有一點吃力，但不能太累，大概是中等程度。

4. 建議每週 1 ～ 2 次。

5. 以增加肌耐力為主，跟日常生活的型態比較相似，每 1 套動作重複 8 到 12 次最多 15 次，每一個大肌肉做 1 到 3 套，循序漸進。如果想要增加爆發力或是讓肌肉變大，強度要增加但每次數要降低。

◎ 伸展運動

● **功能**：維持或增加身體柔軟度，減緩運動後肌肉酸痛。

基本原則

1. 在覺得有點緊繃但不會痛的程度，維持 10 ～ 20 秒，重複 5 ～ 10 次。

2. 可配合暖身時做輕度伸展，在緩和運動時做伸展，延緩肌肉痠痛與緊繃。

3. 每週至少 2 ～ 3 次。

前述建議每週至少 150 分鐘以上中等強度的規律運動，通常是以有氧運動為主，再加上每週 1 ～ 2 次的肌肉訓練更好。若能在有氧運動或肌肉訓練之後，再搭配伸展運動來緩和身體，整個運動計劃就完整了。

對於平常不運動或體能較差的人，在做有氧運動時也會用到手腳肌肉，因此也能同時訓練到肌肉。例如：爬樓梯算是有氧運動，但也會用到大腿肌肉，連續做幾十次，腿也會有點痠，表示肌肉有鍛練到。另外，太極拳看似和緩，但有研究發現也能訓練到心肺適能，且因為有很多蹲馬步動作與鬆筋運動，可訓練到大腿肌肉與伸展其他肌肉，很適合老人家或是癌症病人。

設計你的運動處方

◎ 有氧運動範例

一般建議的有氧運動方式包括快走、慢跑、爬樓梯、騎腳踏車、飛輪、游泳、跳舞等。那要到什麼程度呢？正常走路速度大約 1 小時 4 公里，快走（可以講話，有點流汗）要 6 公里，慢跑（會喘，不能講話）則是 8 公里。用一般速度騎腳踏車（每分鐘 50 ～ 60 轉），大約 1 小時 10 公里，為中等強度運動，如果騎快一點（每分鐘 80 轉），可以到 1 小時 20 公里。

若是固定式的腳踏車，以每分鐘 60 轉的速度騎比較舒服；有的固定式腳踏車可以調整腳踏板的阻力來設定運動強度，就像是騎車爬山一般，可以依據自己覺得吃力的程度做調整。

有氧運動需要連續做 10 分鐘以上才有用，建議做 30 ～ 60 分鐘。運動前先用 5 ～ 10 分鐘做輕鬆一點的活動來暖身，接著

連續 20 ～ 30 分鐘的運動，再用 10 分鐘做緩和運動。

◎ 你也可以做得到：快走 30 分鐘

用正常的走路速度從家裡走到學校操場或公園，走了 5 ～ 10 分鐘，到了運動場剛好暖身完，接著快走 30 分鐘，再散步 10 分鐘，然後做一些伸展操再回家。如此每天規律運動 1 小時。

如果體力還不是很好，可以 10 分鐘為單位，快走 10 分鐘、散步緩和一下，接著快走 10 分鐘，再散步緩和，如此交替累計到快走滿 30 分鐘。

◎ 肌耐力訓練動作範例

很多女生怕練肌力運動後會讓肌肉變大，線條不好看，但其實要讓肌肉變大需要用很重的阻力才能練出來，如果只是要維持肌肉緊實度、線條好看，則要訓練肌耐力，不需用到像健身房重訓那麼大的重量。

前面已經了解有氧、肌力和伸展三種運動的不同目的，日常生活中比較需要的是肌耐力，除了到健身中心使用重量訓練器材之外，平常在家裡就可以利用一些小道具來維持肌肉的緊實與肌耐力。因此，本單元將著重於介紹幾種在家就能做的肌耐力運動。

以下每個動作從開始位置到結束位置，再回到開始位置，這樣算 1 次；每個動作做 8 ～ 12 次為 1 組；每回運動可以從 1 組慢慢進階到 3 組。強度為做動作時會覺得有點用力，但不會很吃力的程度，每週 1 ～ 3 回，可以一天做訓練全身的運動然後休息一天；也可以一天訓練上半身，一天訓練下半身。如果每個動作的初階做起來覺得輕鬆不費力，可以改做中階、進階。

上半身→手臂運動：前推運動

　　推牆運動，以手肘可以伸直的距離面對牆壁，身體站直，雙手放在牆上與肩同高同寬，慢慢彎曲手肘讓身體靠近牆壁，再推直手臂回到站直的位置。記住身體要維持直線，微收小腹，腰背才不會向前拱。

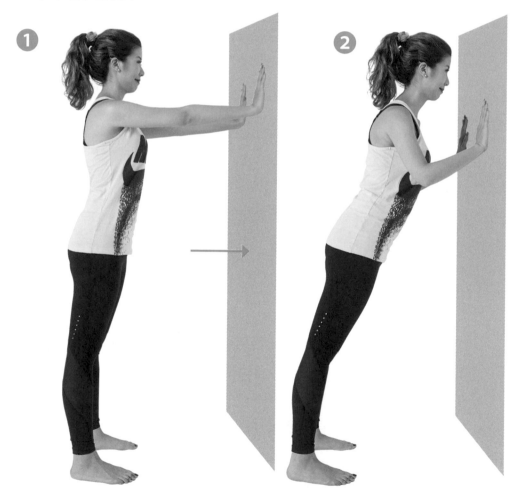

上半身→手臂運動：前推運動

　　如果覺得做起來很輕鬆，可以進階到把手放在桌子上，這樣身體是傾斜的，會比較費力。像對著桌子做伏地挺身一樣，手肘彎曲慢慢讓身體靠向桌面，再回到手臂伸直的姿勢。

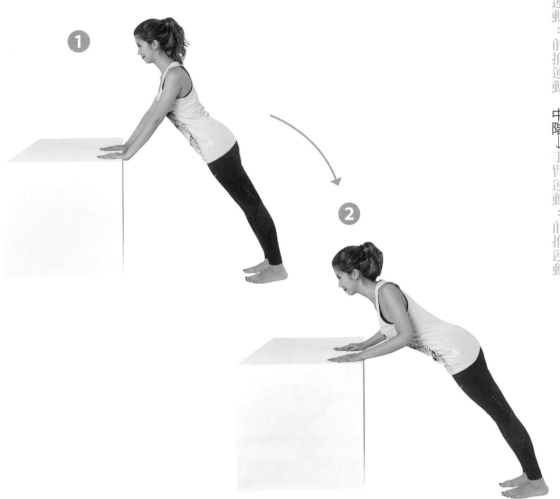

上半身→手臂運動：前推運動

　　即一般在地上做的伏地挺身，剛開始若覺得很吃力，可以用膝蓋跪地取代腳尖支撐，做起來會比較輕鬆。

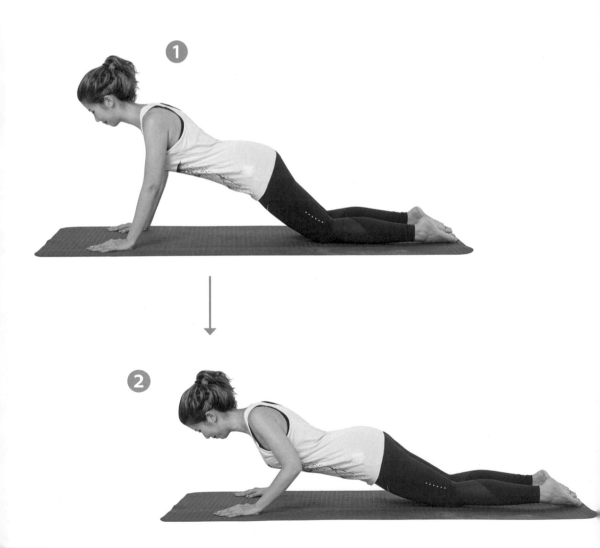

[你也可以做得到]　　☑初階　　□中階　　□進階

上半身→手臂運動：後頂運動

　　背靠牆壁，腳跟離牆大約一步距離，手肘頂住牆，手臂用力往後頂牆，讓身體離開牆面，再慢慢讓身體回靠到牆壁。

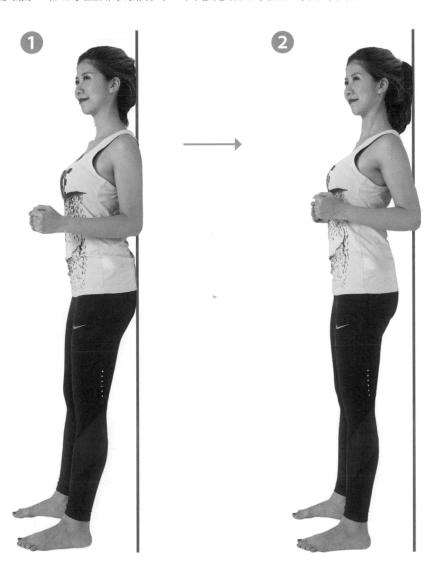

❶ ❷

上半身→手臂運動：後頂運動

　　W 運動：背靠牆壁，腳跟離牆大約一步距離，手肘頂住牆，手向外張開，兩手呈 W 字型。

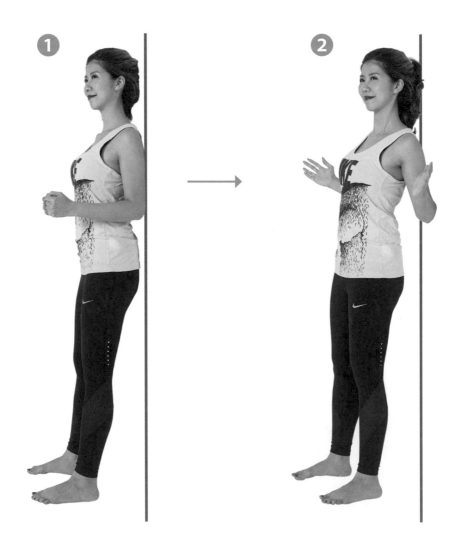

[你也可以做得到]　　☑初階　　□中階　　□進階

上半身→手臂運動：下拉運動

　　準備一條長布條，例如：長毛巾、行李帶或瑜珈帶，兩手抓住長布條與肩膀同寬，手向上舉高，手肘伸直，兩手同時向外拉布條，再用力向下拉到手臂與肩齊高，手肘彎曲 90 度。就像拉單槓做引體向上，或是拉下鐵門的動作。

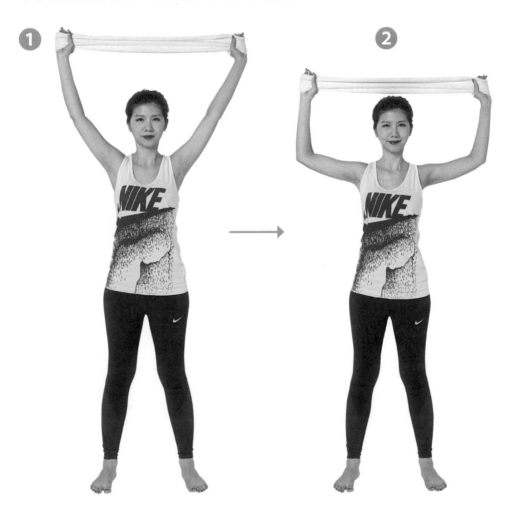

117

上半身→手臂運動：扶桌下蹲

　　身體背對穩固的桌子，手向後放在桌子邊緣，用手的力量讓身體慢慢下沉，再慢慢用手撐直回來。下沉時身體要維持直立不要彎曲，若身體下沉太多對肩部造成疼痛，可改用增加動作次數取代下沉的幅度，不要太勉強肩部。

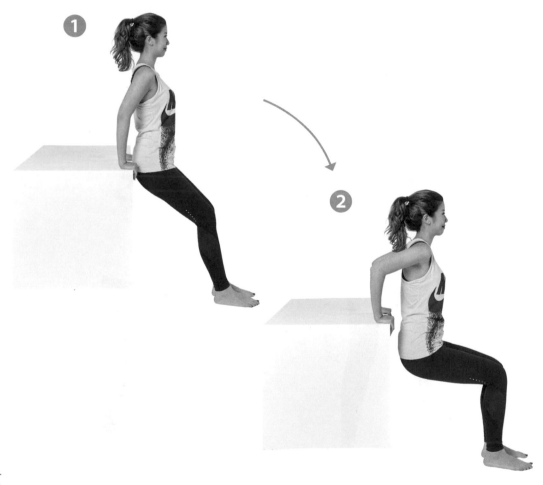

[你也可以做得到]　　□初階　□中階　☑進階

上半身→手臂運動：扶椅下蹲

　　加強困難度的三種方式（1）下沉的更低（2）腳站的離椅子更遠（3）手撐的高度越低越難，比如從桌面換到較矮的沙發扶手，會比較吃力。

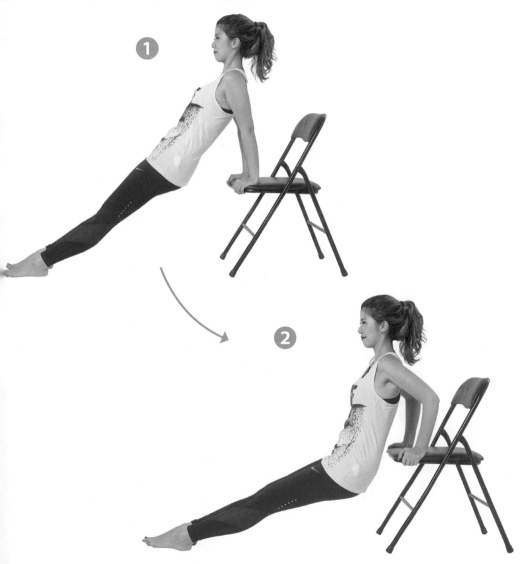

上半身→水瓶運動：上舉到頭頂

　　用礦泉水瓶取代啞鈴或沙包，500 毫升的水就是半公斤重，兩手各抓一罐水瓶就可以訓練上臂及上半身，可以坐著做也可以站著做。兩手抓水瓶放在耳朵兩邊，雙手一起向上推到手肘伸直但不要卡死，再慢慢放下。

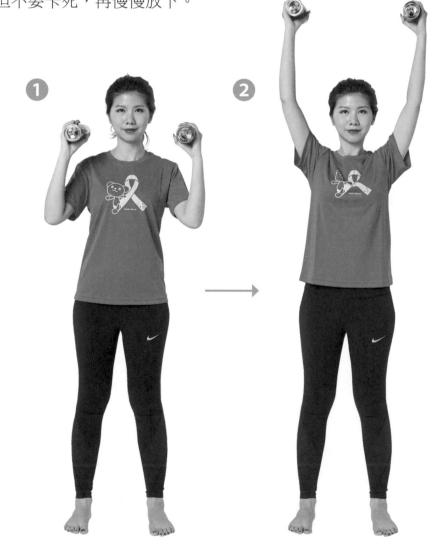

[你也可以做得到]　　☑初階　□中階　□進階

上半身→水瓶運動：外舉成 V 型

兩手抓水瓶放在身體兩邊，雙手一齊向上向外舉高，兩邊手臂伸直呈 V 字型，再慢慢放下。

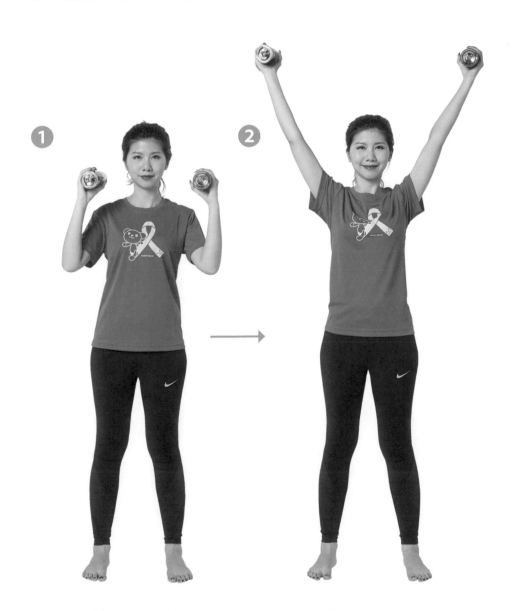

上半身→水瓶運動：側平舉到肩

　　兩手抓水瓶垂手放在身體兩邊，手臂向外打開平舉到肩膀高度，再慢慢放下。

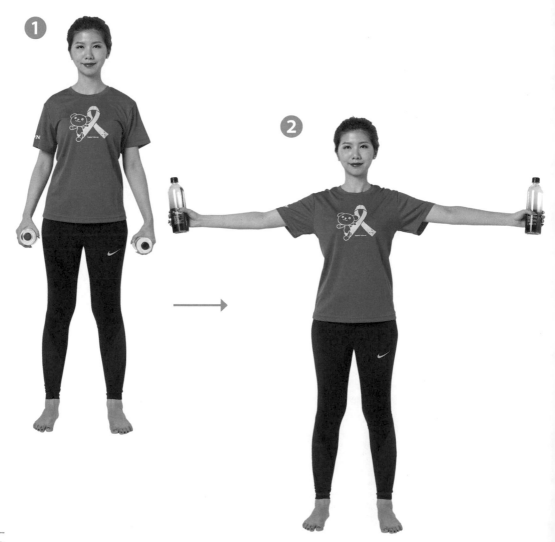

[你也可以做得到]　　☑初階　　□中階　　□進階

上半身→水瓶運動：向前出拳

　　兩手抓水瓶，手肘微彎放在腰側，雙手一起向前推出像打拳一般，再收回腰側。

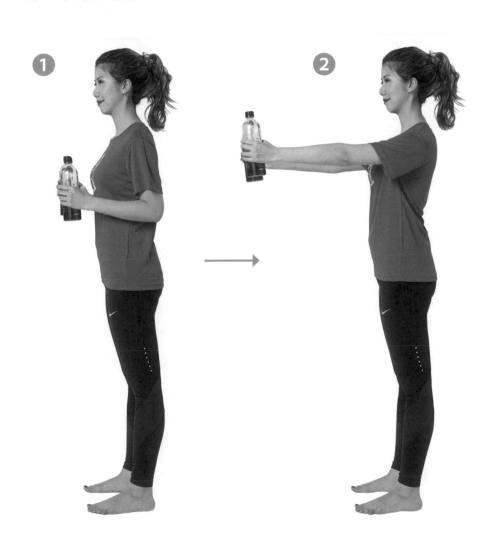

上半身→水瓶運動：彎曲手肘（二頭肌）

　　兩手抓水瓶放在身體兩邊，掌心朝前，雙手一起向上彎曲手肘，再慢慢放下。

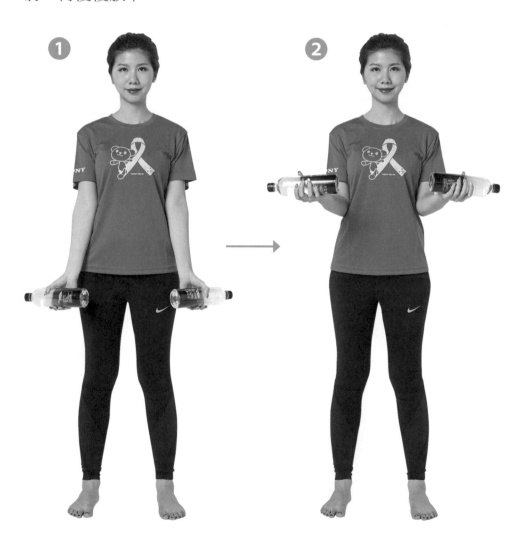

[你也可以做得到]　☑初階　□中階　□進階

上半身→水瓶運動：消除掰掰袖

　　兩手抓水瓶，手臂抬高靠近頭，彎曲手肘讓水瓶在肩膀附近，伸直手肘把水瓶舉到頭頂，再慢慢放回。

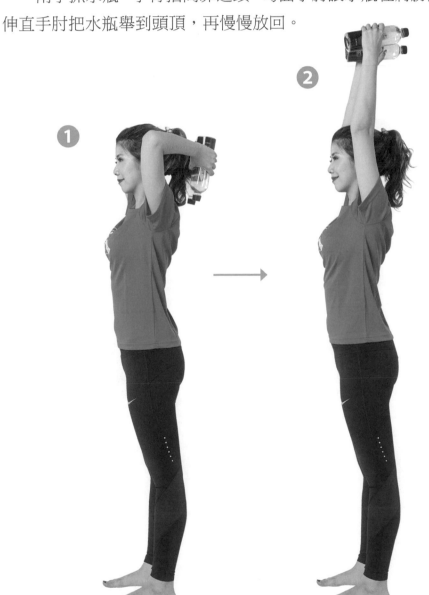

上半身→啞鈴運動：上抬手臂

兩腳一前一後站成弓步，身體微微向前傾，兩手抓水瓶或啞鈴，手肘伸直在大腿靠近膝蓋附近，為開始位置；彎曲手臂向上抬，直到水瓶在身體側面約肋骨的地方，此為結束位置；慢慢再回到開始位置。

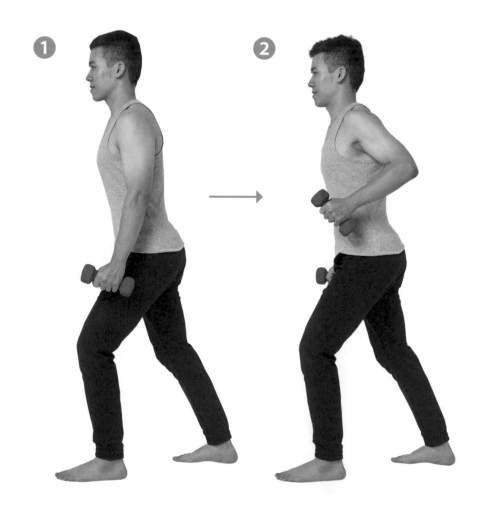

[你也可以做得到]　　□初階　　□中階　　☑進階

上半身→啞鈴運動：後抬手臂

同上一個動作的開始位置，接著手肘保持伸直，手臂向後抬高到水瓶或啞鈴在身體後面 10 ～ 20 公分的地方，再回到開始位置。

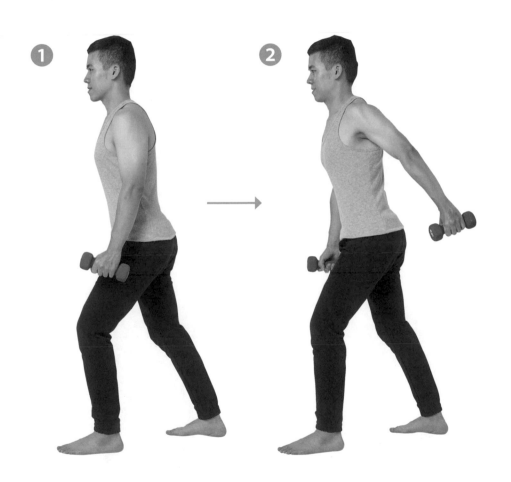

註：若是覺得啞鈴重量太輕，可以循序漸進換成重一點的啞鈴，初期練習可以用水瓶，一瓶普通飲料是 500 ～ 600CC（重量約 0.5kg），大罐的有 1000CC（重量約 1 kg），或是取 1 包精鹽可以取代 1 kg 的沙包。

上半身→啞鈴運動：Y 運動

　　兩腳一前一後站成弓步，身體微微向前傾，兩手抓水瓶或啞鈴，手臂抬高向上伸直，到雙手與身體呈 Y 字型，再放下手臂。

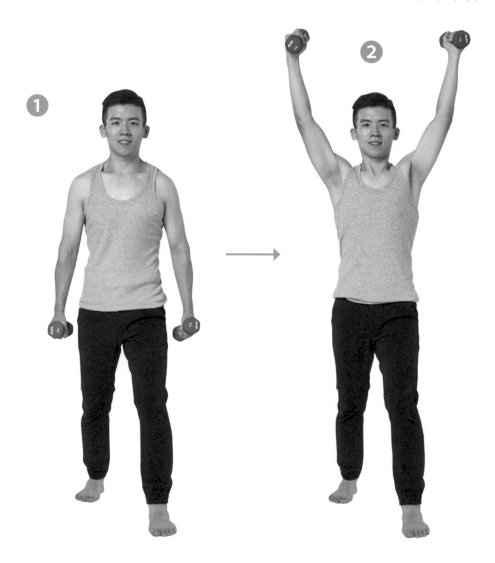

[你也可以做得到]　　□初階　　□中階　　☑進階

上半身→啞鈴運動： T 運動

　　兩腳一前一後站成弓步，身體微微向前傾，兩手抓水瓶或啞鈴，手臂向外抬高到肩膀高度，雙手與身體呈 T 字型，再放下手臂。

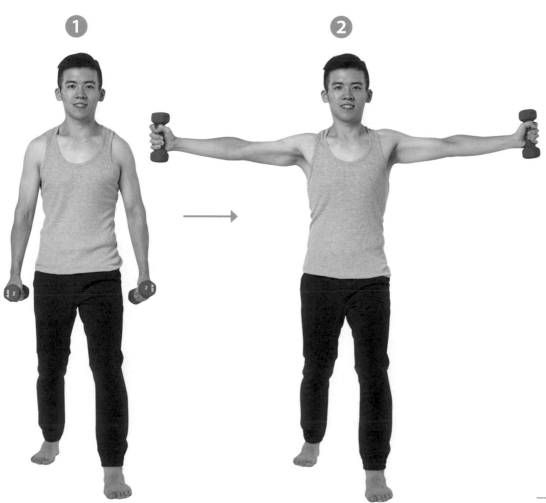

上半身→啞鈴運動： W 運動

兩腳一前一後站成弓步，身體微微向前傾，兩手抓水瓶或啞鈴，手肘在身體兩側彎曲，雙手與身體呈 W 字型，再放下手臂。

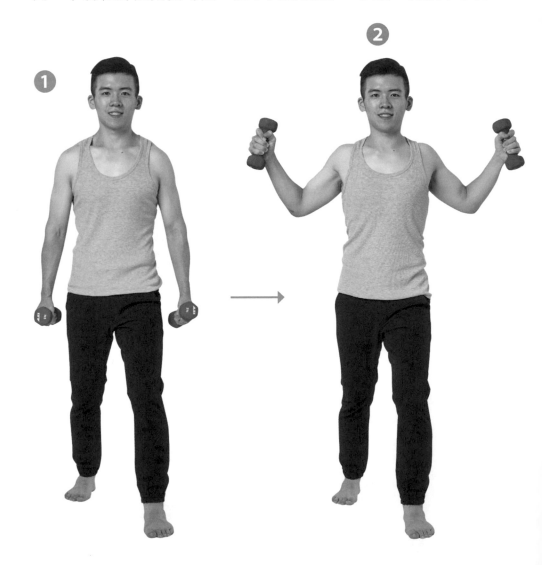

[你也可以做得到]　　□初階　　□中階　　☑進階

上半身背肌訓練：地板游泳運動

　　趴在地板或瑜珈墊上，舉起左手和右腳離開地面一點點，維持幾秒鐘，然後換邊改抬右手和左腳，像是游自由式一樣。注意做的時候身體要維持平直，不能旋轉或是腰部後拱。

　　抬起手腳的維持時間和重複次數可以依據個人體力調整，要覺得有點吃力但可以做到的程度。若能輕鬆達到，可以增加次數。如果趴著腰部覺得受力較大，可以在肚子下面墊高，如此腰部比較不會太後仰。

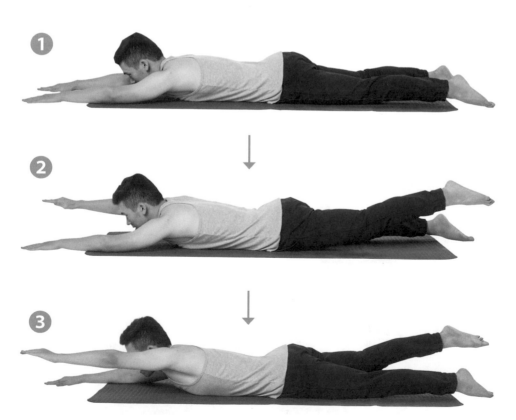

❶

❷

❸

上半身→腹肌訓練

　　想到練腹肌就想到仰臥起坐，但是很多人做不來或是有腰痛的問題不適合做，可以先從簡單的坐椅子或地板上開始訓練腹肌。

● **用身體向後倒的角度調整難度**：身體向後倒的角度越大會越難，所以坐離椅背越遠或是坐在沒有靠背的椅子，身體儘量向後倒，越往後面肚子用力就越多。

● **轉動身體訓練不同肌肉**：直線向後倒再直線回來，會用到肚子前面的肌肉（腹直肌，也就是馬甲線）；若回到坐正姿勢的過程中，身體同時向右轉或是向左轉，會覺得肚子側面的肌肉用力比較多（腹斜肌，也就是人魚線）。

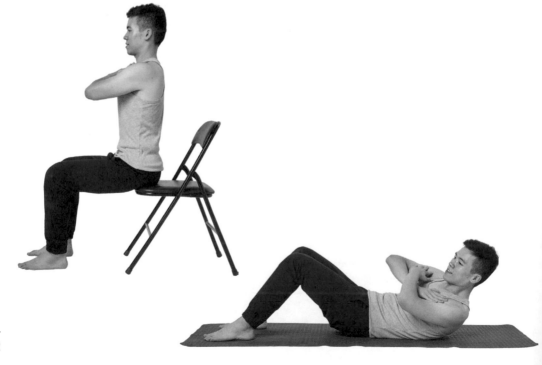

[你也可以做得到]　　☑初階　　□中階　　□進階

上半身→腹肌訓練：坐椅子運動

　　坐椅子前半部，雙腳踩穩地面，身體不要靠在椅背上，維持直線慢慢向後倒，此時肚子會感到用力，再慢慢回到身體坐正的姿勢。

● **不同手部位置難度不同**：手臂伸直最簡單，其次為手抱胸，手放耳朵難度較高。

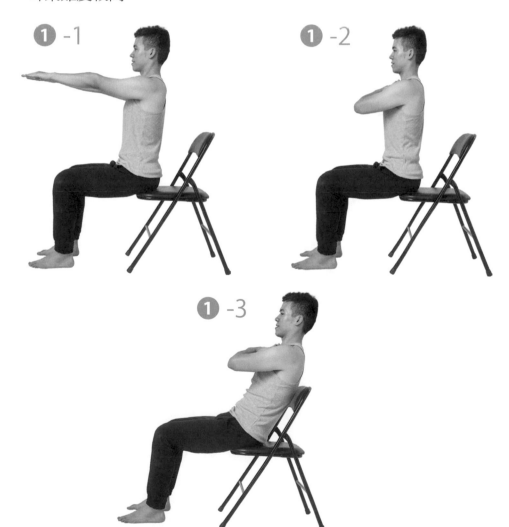

❶-1　❶-2　❶-3

注意事項：

● 初期練習時，身體可向後倒一點點，或是坐得接近椅背，向後倒靠到椅背後再用肚子的力量回到身體坐正。

● 動作時腳一定要踩在地上，如果腳離開地面表示大腿前面肌肉在幫忙做，就不一定會完全用到腹肌。

● 若動作時肚子向前鼓起或腰部向前拱，腹肌就更沒用到力，還有可能造成腰部痠痛。

● 動作時脖子記得維持挺直，動作時頭向前勾，會造成脖子用力過度，可能引起脖子不舒服。

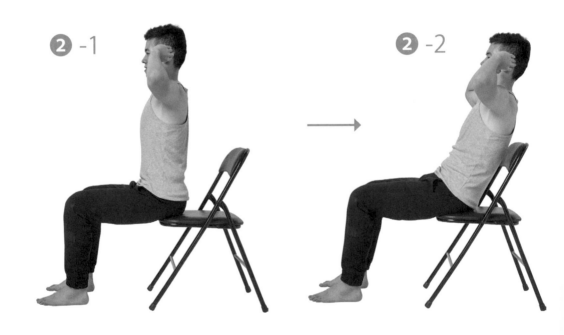

❷-1　❷-2

[你也可以做得到]　　☑初階　　□中階　　□進階

上半身→腹肌訓練：坐地板運動

　　相同的動作也可以在地板上做，坐在地板上，兩腳彎曲踩在地板上，一樣從身體坐正慢慢向後倒一點，再慢慢坐正；要訓練腹斜肌則可以用右手肘去碰左邊膝蓋，左手肘碰右邊膝蓋。

　　如果要做仰臥起坐，建議腳彎起來踩在地板上，只要上半身抬起來即可，手沿大腿向膝蓋靠近。

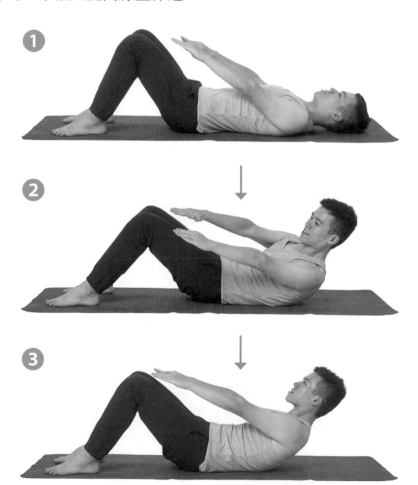

上半身→腹肌訓練：坐地板運動

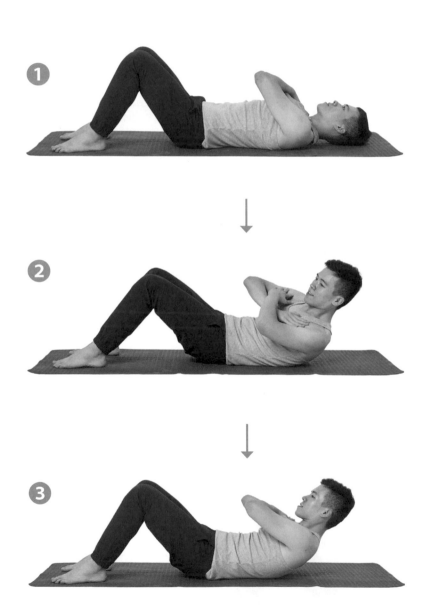

[你也可以做得到]　　□初階　　□中階　　☑進階

上半身→腹肌訓練：坐地板運動

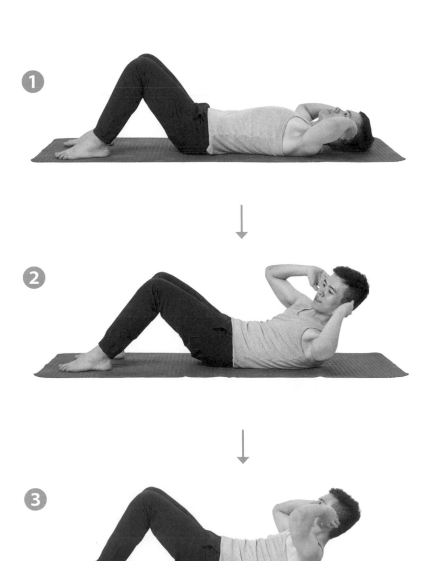

① ② ③

中階→腹肌訓練：坐地板運動　進階→腹肌訓練：坐地板運動

下半身→腿部運動：墊腳尖運動

老人家或是平衡感較不好的人，可以手扶椅背或是扶手，做墊腳尖及翹腳尖的動作；至少 20 次，可訓練小腿肌肉。

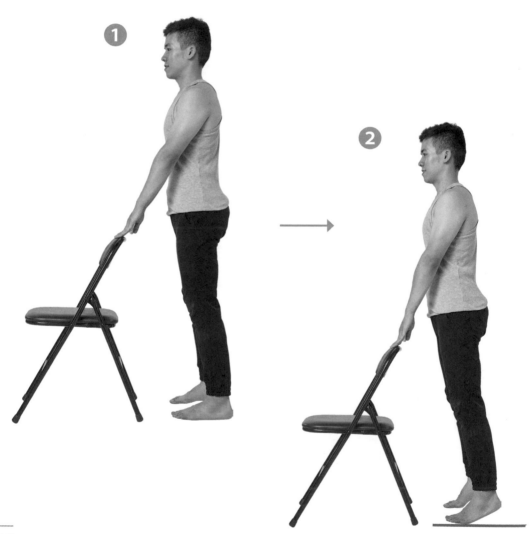

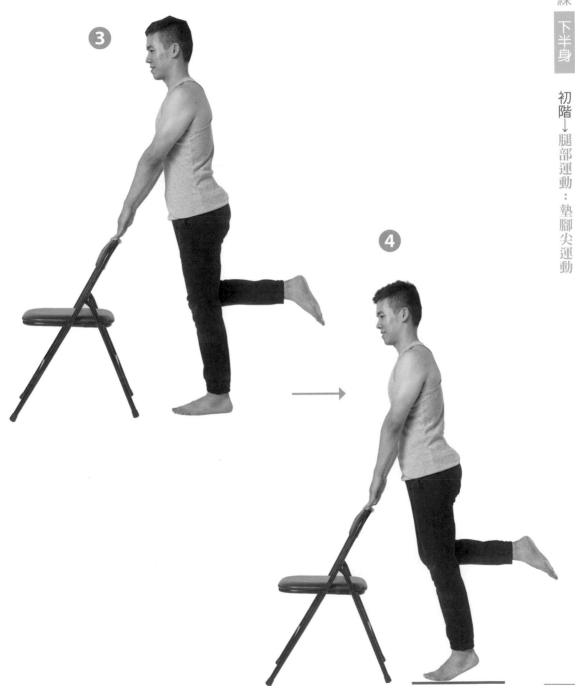

③

④

下半身→腿部運動：前後左右抬腿

　　雙腳打開與肩同寬，可以一手扶椅背或扶手協助平衡，抬起一隻腳直直向前、或旁邊、或後面，大腿用力伸直讓肌肉繃緊，也會感覺到臀部肌肉緊實。一腳做完換另一腳，注意穩住骨盆不要上下前後晃動，避免翹屁股。可訓練大腿與臀部肌肉。

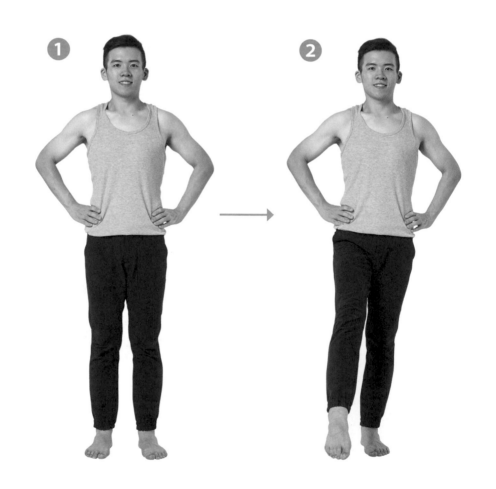

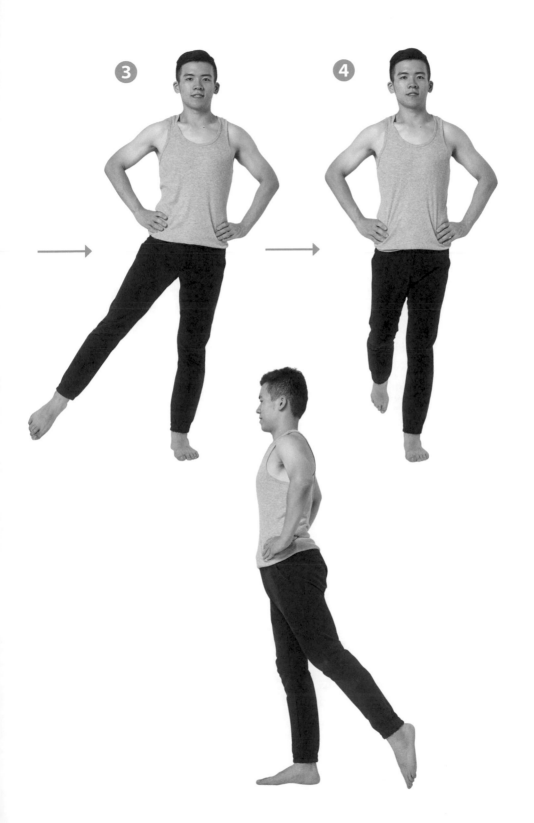

③

④

下半身→腿部運動：深蹲

● 可以背部靠在牆壁或是在牆壁與後背，
　放一顆大球，背部沿著牆面下滑，像是
　騰空坐著，這樣比較簡單。

● 老人家怕跌倒可以練習從椅子上站起來
　再坐下，依個人能力做 10 ～ 20 次。

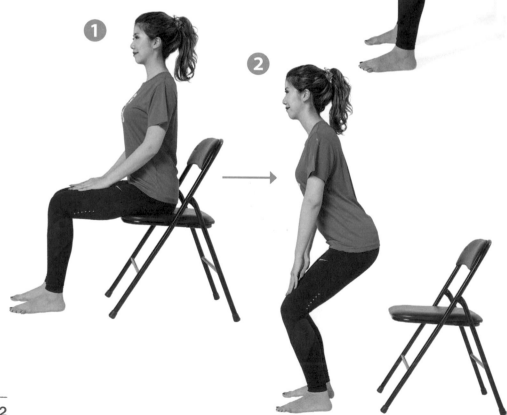

142

[你也可以做得到]　　□初階　　□中階　　☑進階

下半身→腿部運動：深蹲

　　預備動作先從坐著開始，雙腳與肩同寬，腳趾朝前且在膝蓋前面，身體向前彎然後站起來，注意膝蓋不要向後頂。

　　接下來像要坐下來一般，慢慢蹲馬步，盡量接近讓大腿平行地面或椅面的位置。注意膝蓋不可以超過腳趾頭，且膝蓋骨要朝向正前方，維持這個姿勢 5 ～ 10 秒再站起來，可訓練大腿與臀部肌肉。

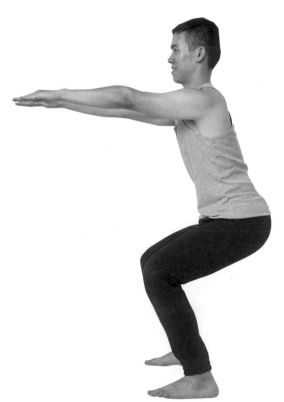

下半身→腿部運動：跨步蹲

　　抬高一隻腳，向前跨一步，腳掌著地站穩，膝蓋不可以太前面超過腳尖；而後方的腳膝蓋彎曲像單腳下跪，但是膝蓋不著地；然後把重心移到前面的腳，再站起來，重複 5 ～ 10 次，可以一腳做完再換腳做，或是兩腳輪流做，可訓練大腿與臀部肌肉。

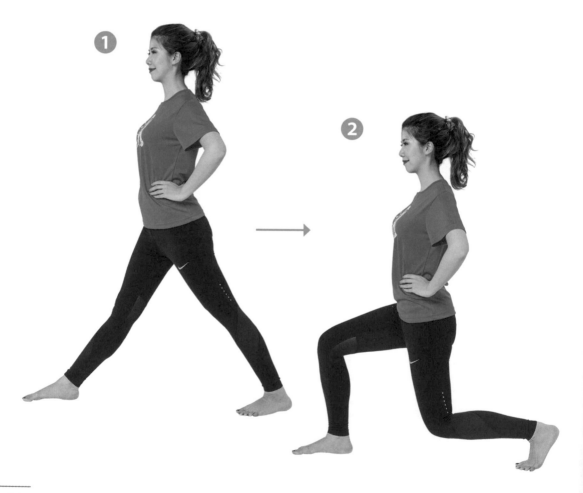

[你也可以做得到]　□初階　□中階　☑進階

下半身→腿部運動：跨步蹲

　　手握水瓶，或是背著背包，在裡面放些重物，可增加難度。
做完向前跨步蹲，站正，回來再做向後跨步蹲。

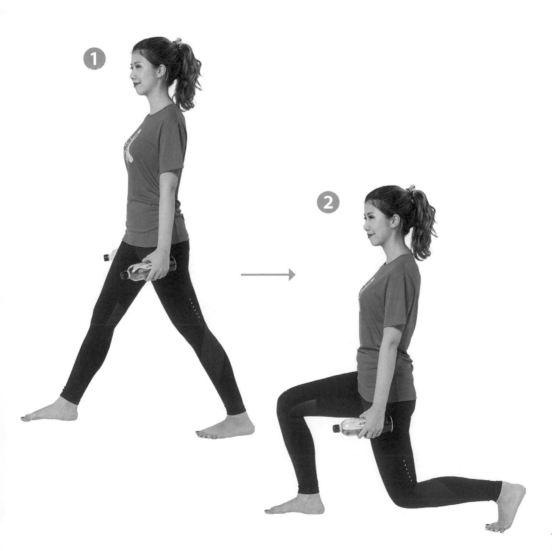

下半身→腿部運動：跨步蹲

變化版可以改為登階動作：用穩固的椅子或是階梯，踩上椅子，做一上一下的登階動作。

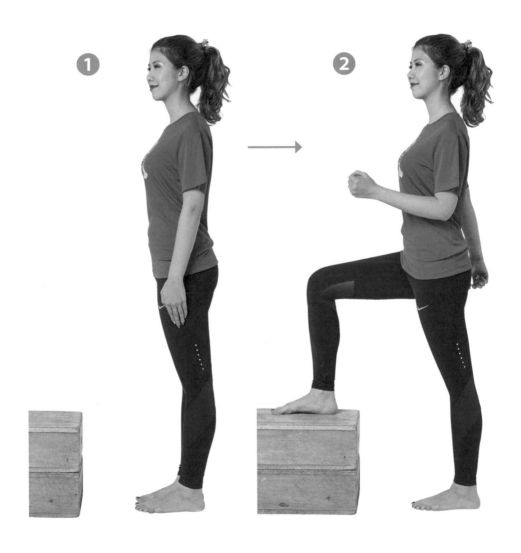

變化版 → 腿部運動：跨步蹲

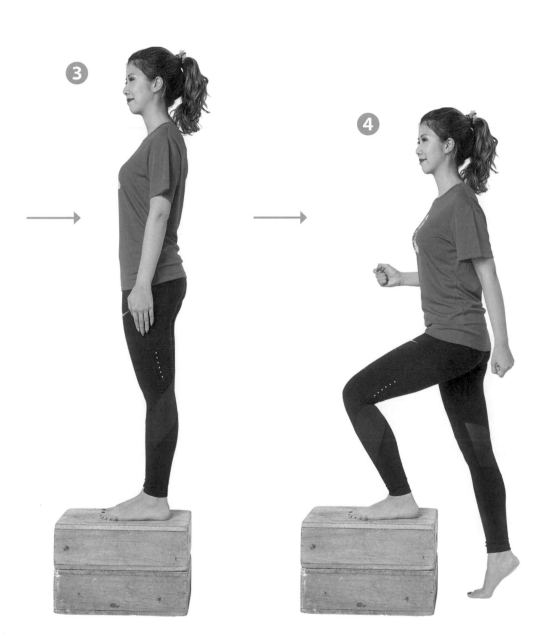

下半身→腿部運動：左右跨步蹲

　　站著，向左或是向右跨一步，再做蹲馬步動作，然後站起來，併攏雙腳後再向另一邊跨步和做蹲馬步動作。注意膝蓋方向要對著腳尖，比較不會傷到膝蓋。

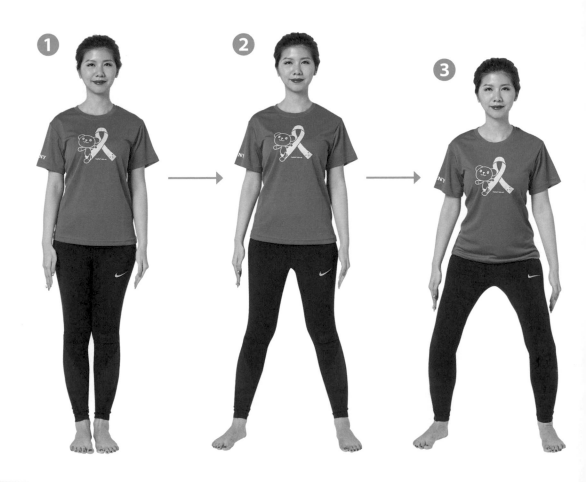

下半身→腿部運動：左右跨步蹲

　　雙手於胸前作握拳狀，下蹲時大腿至臀部的肌肉會有所反應，而且每次下蹲時不可求快，需充分完成動作。進階時，可背一個背包，裡面加一些重量，或是兩腳綁一圈彈力帶，腿會用更多力。

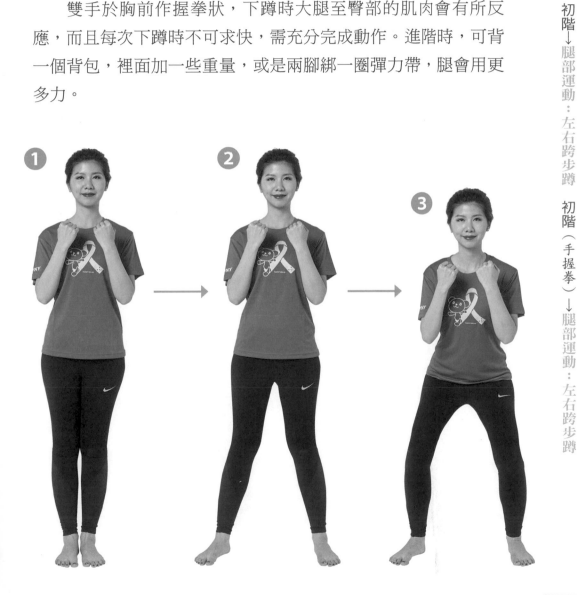

辦公室伸展操（1）

　　辦公室伸展操，每個動作做到有些緊但不會痛的程度，維持 10 ～ 20 秒，或是 3 ～ 5 次深呼吸的時間，然後重複數次。

　　動作如下：雙手手指交叉向前推，上背向後推，伸展上背及手臂後側。

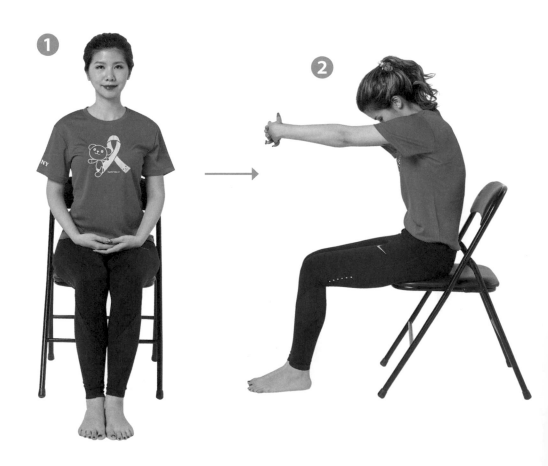

[你也可以做得到]　☑初階　□中階　□進階

辦公室伸展操 (2)

雙手交握向上推。

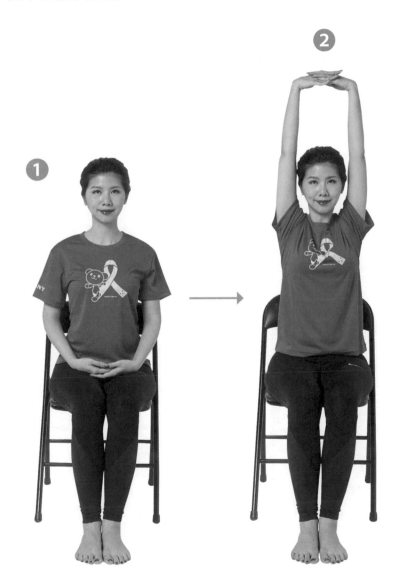

辦公室伸展操（3）

　　右手放左肩後，左手捉住右手肘，將右手拉向左側，身體跟著向左側彎，會伸展右邊身體，再換邊做。

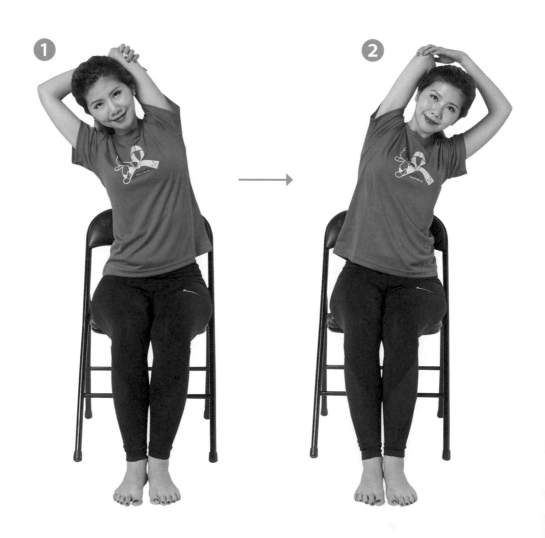

[你也可以做得到]　　☑初階　　□中階　　□進階

辦公室伸展操（4）

向上向下聳肩。

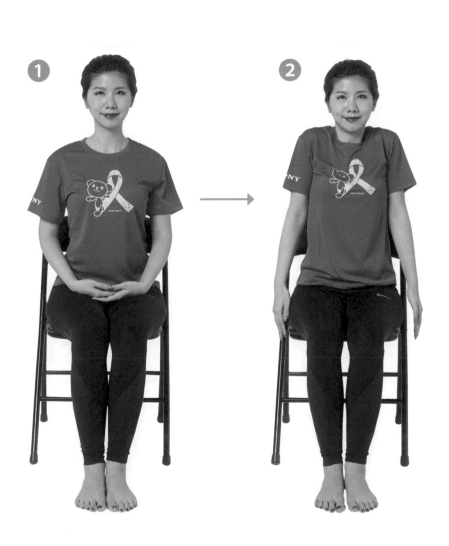

辦公室伸展操 (5)

　　雙手握在後背，頭部側向左邊伸展右肩頸肌肉，側向右邊伸展左邊肩頸肌肉。

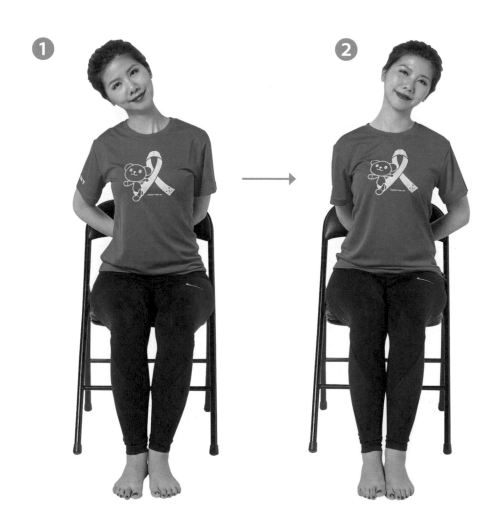

[你也可以做得到]　　☑初階　　□中階　　□進階

辦公室伸展操(6)

　　左腿放在右腿上，身體向左邊轉，伸展左大腿外側與身體外側，再換邊做。

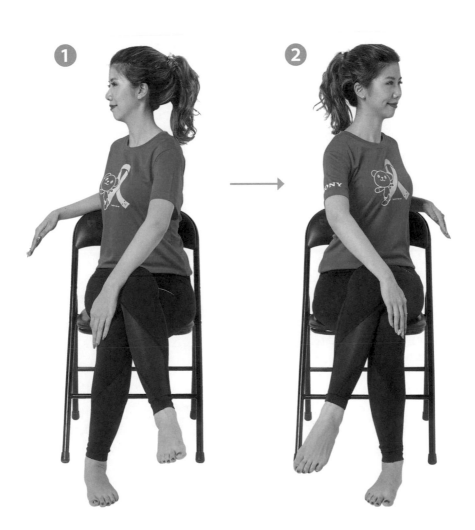

防癌抗癌第 3 功：體重控制

許多研究顯示，肥胖者會增加子宮頸癌、胃癌、膽囊癌、大腸癌、腎臟癌及乳癌、子宮內膜癌的風險，若體重超過理想體重的 40％，男性會增加 33％罹癌的機會，女性會增加 55％罹癌的機會。因此，除了減少脂肪的攝取，控制體重也非常重要。而除了癌症之外，肥胖也與心臟血管疾病、糖尿病、退化性關節炎、尿酸過高等息息相關。

體重控制可以從這三方面著手：降低每天的總熱量（主要來自脂肪和碳水化合物）、減少蛋白質的攝取（主要來自肉類）和增加熱量的消耗（多運動）。

過多的脂肪與蛋白質容易致癌

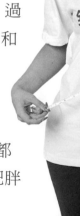

最近醫學研究已經指出，控制脂肪與蛋白質的攝取，可以大大減少內源性致癌物（Endogenous carcinogens）的產生，例如：過多的脂肪攝取會增加類固醇和荷爾蒙的產生，像是動情激素（Estrogen）、雄性激素（Androgen），這些荷爾蒙和乳癌、子宮內膜癌及攝護腺癌都有密切的關係。以乳癌為例，肥胖

及過多的脂肪攝取會增加乳房的脂肪組織和動情激素受體，因此會大大增加誘導乳癌的機率。

此外，過多的脂肪攝取會增加腸道內膽酸（Bile acid）的分泌，膽酸在腸道細菌的作用下，會形成催化腫瘤成長的代謝物，加速大腸直腸癌的形成。內源性致癌物也會來自飲食中的蛋白質，這些蛋白質被消化成胺基酸，在腸道經過細菌的催化後，也會產生致癌物質和催化腫瘤成長的物質。

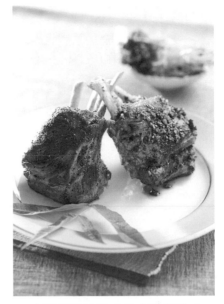

▲ 肉類經過燒烤食物會附著致癌化合物。

經過醃漬、煙燻、燒烤的蛋白質（含防腐劑和變性的蛋白質）本身就含有不少致癌物，譬如煙燻時，食物會附有炭不完全燃燒所產生的焦油及多環芳香烴化合物（Polycyclic aromatic hydrocarbon），或燒烤過程中因油滴被炭火蒸發所產生的淡藍色煙霧，均含有類似的致癌化合物，其粒子易附著在食物上。

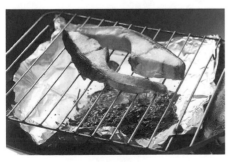

▲ 減少煙燻食物的攝取。

因此，減少肉類和燒烤物的攝取在癌症預防上也是不可漠視的。

肥胖的定義

控制體重的第一步，首先要了解自己的體重、體脂肪率和身體質量指數 BMI（Body Mass Index）是否在正常範圍之內。要判斷自己是不是肥胖，不能只看體重而已，現在醫學上最新的健康指標是「體脂肪率」。肥胖指的是體內脂肪過多的現象，一般而言，男性體內脂肪量約佔體重 10％～ 20％，女性為 15％～ 25％；若男性超過 25％，女性超過 30％，則可稱為肥胖。

此外，看起來胖的人不一定脂肪率高，外型有可能是因為運動的影響；相反的，一個外型瘦小的人如果都不運動，體內還是會囤積很多脂肪，脂肪率就會偏高，成為所謂的「隱性肥胖者」。

理想的體脂肪率

性別／年齡	理想的體脂肪率		肥胖
	＜ 30 歲	＞ 30 歲	
男性	14％～ 20％	17％～ 23％	25％以上
女性	17％～ 24％	20％～ 27％	30％以上

◎ 如何得知自己的體脂肪率？

可以使用體脂肪計測量，它是利用低電壓電流，來測量人體的電阻。因為人體內的體脂肪不導電，而其他非體脂肪部分有70％為水分是可以通電的，所以測出的電阻越大，體脂肪率就越高。起床後或飲食後 3 小時以上，是測量體脂肪較好的時機。再來看看體重、BMI 與腰圍。體重其實包括這三樣：

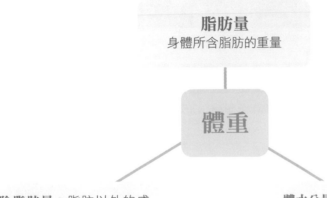

脂肪量
身體所含脂肪的重量

體重

除脂肪量：脂肪以外的成分（肌肉、水份、骨骼等）的重量。

體水分量：身體中所含水分量（一般約佔體重 50 ～ 70％，男性體水分量較女性多）。

BMI 是由體重和身高計算出來的數字，以其相對關係來定義肥胖的程度，和體脂肪與健康風險有關。計算公式為：體重（以公斤計）除以身高（以公尺計）的平方，一般成人的正常範圍介於 18.5 ～ 24（此範圍較不適用於未滿 18 歲的青少年、孕婦及哺乳婦女、老年人、運動員）。舉例來說，一個身高160公分的女性，如果體重是 50 公斤，那麼她的 BMI 值為 $50 \div (1.6)^2 = 19.5$。

世界衛生組織認定最理想的 BMI 值是 22，所以標準體重 ＝身高（以公尺計）的平方× 22，正常範圍是加減 10％內，大於20％便算是肥胖。

另外，腰圍也是可以判斷肥胖與否的標準，即使 BMI 值沒有超過標準，但如果男性的腰圍超過 90 公分（35 英吋），女性超過 80 公分（31 英吋），也稱為「肥胖」，腰圍超過標準將引起代謝症候群，容易罹患糖尿病、心臟病、腦中風及高血壓等文明病。

BMI 值的意義

體重過輕	正常範圍	體重過重
BMI＜18.5	18.5≦BMI<24	24≦BMI<27
輕度肥胖	中度肥胖	重度肥胖
27≦BMI<30	30≦BMI<35	BMI≧35

減重的正確認知與觀念

　　肥胖除了會增加下列各種疾病的風險，也會影響外觀、人際關係和身心健康，降低體能和運動能力，也影響學習和工作效率。

　　實施減重前，需先了解減重要透過飲食、運動和生活型態三方面的共同調整來進行，並建立以下的八大正確觀念：

1. **為健康而減肥**：養成健康的飲食、規律的運動和建立良好的生活習慣。所以，理想的體重控制計劃應該包括運動、飲食和行為的改變。

2. **瞭解體重增加的原因**：壓力、焦慮、沮喪而增加食量；服用藥物而變胖，例如：類固醇、避孕藥等、進入中老年而增加體重、家族因素而增加體重、戒菸而增加體重、其它病因引起而增加體重、懷孕、生產而增加體重。

肥胖的相關合併症

相對危險性 大量增加	相對危險性 中度增加	相對危險性 輕度增加

第二型糖尿病、血脂代謝異常、胰島素抗性、睡眠呼吸中止症、膽囊疾病。	冠狀動脈心臟病、高血壓、膝部關節、高尿酸血症（痛風）。	乳癌、結腸癌和子宮頸癌、多囊性卵巢症候群、荷爾蒙失調、下背疼痛。

3. **評估年齡層營養需求**：若為青少年，因正處於發育階段，減肥時宜多鼓勵運動，不要過於限制熱量攝取，以免造成營養不良的現象。

4. **減重小秘方→設定目標**：減重不宜太快，一週以 0.5 ～ 1 公斤為原則（每天減少 500 大卡熱量的攝取，或增加 500 大卡熱量的消耗）。

5. **選擇多樣化均衡飲食**：維持均衡的營養，攝取充足的蛋白質、維生素及礦物質，高纖、低脂、低卡點心、三餐適量，不可隔餐不吃、避免高熱量的酒與飲料。

6. **選擇高營養密度的食物**：減重不能只斤斤計較在熱量上，還要有營養密度概念及注意足量蔬果攝取（高營養密度的食物是指相同熱量下，含有較多維生素、礦物質及植化素…等營養素）。

7. **與積極進取和抱持正面人生觀的人相處**：生活態度正面、有恆心毅力、彼此分享健康資訊、增強減重動機。

8. **瞭解坐臥式生活型態的缺點**：缺乏身體活動，因熱量消耗少，將會造成過多的熱量囤積。

正確減重有方法

◎ 維持肌肉才是王道

隨著年紀越大，基礎代謝率及肌肉量會逐漸下降，因此維持足夠的肌肉量才是減重的首要關鍵，建議可從飲食、運動著手，像是健康均衡低 GI 飲食、再搭配有氧運動及無氧運動，幫助增肌減脂。

◎ 常見錯誤減重方法

許多人都有不少的減重方式，往往隨著錯誤的減重方式越多，而導致越來越難減重，以下 3 種減重法特別容易出現減重停滯期，導致基礎代謝率越來越低，越難達成減重的預期目標。

1. **節食減重法**：使用極低熱量減重法或者以飢餓節食的方法來減重，剛開始體重會下降，但流失的都是水分、肌肉量，久了就容易出現基礎代謝率下降及停滯期發生，一旦恢復正常飲食，體重就會快速復胖。

2. **代餐奶昔減重法：**以代餐奶昔取代正餐，雖然可減少熱量的攝取，但無法長久執行，往往恢復到正常飲食，體重就急速增加，建議還是以正常高纖、優質蛋白質食物為主。

3. **不吃早餐：**早餐為三餐當中最重要的一餐，才能為一天展開美好的開始補充充足體力，若早餐沒吃，會導致一整天體力不支、代謝變慢，一到午餐時間餓過頭，反而會攝取更多的熱量！

◎ 1 卡不等於 1 卡

「熱量 1 卡不等於 1 卡」，雖然人體減少 1 公斤脂肪需要消耗 7700 大卡熱量，但如果平日減重只看營養標示當中的熱量，有時候反而會掉入限制熱量減重的陷阱當中，舉例來說，一杯珍珠奶茶和一個有蛋白質有蔬菜的便當，熱量都大約 700 大卡，但營養密度卻相差非常多。

不同營養素都含有不同的功效，像是有些必需胺基酸、必需脂肪酸、抗氧化植化素都需要由食物當中來攝取，若只看熱量沒有注意營養素均衡攝取，長期下來會導致營養不良、減重停滯期，更嚴重會影響到健康！

另外食物的組成也會影響到飽足感及食慾，像是都是 500 卡的巧克力蛋糕及一個 500 卡的親子丼飯，親子丼飯可以有飽足感，就不會想要吃其他零食，但 500 卡的巧克力蛋糕吃完後無法有飽足感，無形之中就會再攝取過多的食物。

● **突破停滯期：**不想被減重停滯期困住，減重族應培養正確的減重觀念，選擇食物必須重質不重量，選擇低 GI（升糖指數）、

高纖維的食物，且以優質蛋白質為主，這樣才能獲得足夠營養素，配合運動以達到增肌減脂的效果。

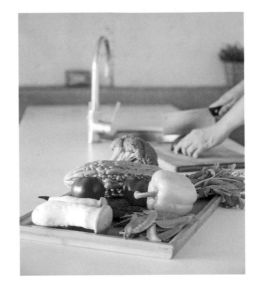

- 均衡低 GI 飲食：大量攝取高 GI 食物除了血糖容易偏高使人昏昏欲睡，也會促進胰島素分泌，促進體脂肪形成，因此，平日飲食建議以均衡低 GI 飲食為基準。

- 足夠營養素：攝取足夠營養素可減少停滯期的時間，像是足夠的維生素、蛋白質、膳食纖維等營養素。膳食纖維可增加飽足感、幫助排便，且高纖食物普遍熱量也較低；蛋白質為人體肌肉組織的主要成分，優良的蛋白質可幫助運動所消耗的蛋白質及肌肉組織的增長與修復；多樣化且足夠的維生素有助調節身體的新陳代謝。

- 運動：身體組成包括「水分、肌肉和脂肪」等 3 大部分，較多的肌肉量可提高基礎代謝率，幫助突破減重的停滯期。因此，建議適度運動來提高肌肉量、促進新陳代謝和降低體脂肪，像是慢跑、有氧舞蹈等。男性的理想體脂肪率約 17％至 23％，女性為 20％至 27％。

認識各種減重法

　　了解各種常見減重法的利弊，可以用比較健康的方式進行減重計畫。以下是幾種常見的減重法：

一 D 法（one dimensional）

● **處方**：單一種類的食物（如：水果餐、乳酪餐）。
● **利弊**：沒什麼好處，容易造成飢餓感、厭倦、排便等問題。
● **效果與安全**：不建議使用，常導致肌蛋白和水分流失、部分營養物質不足。

高纖法（high-fiber diet）

● **處方**：多種類的高纖維食物（如：新鮮水果、蔬菜、全穀物）。
● **利弊**：滿足胃口，但熱量不高，副作用可能有新陳代謝失調、脹氣、消化不良。
● **效果與安全**：混合越多種的高纖維食物，減重越安全。

極低卡、特殊液態飲食法（very low-calorie, specially formulated, liquid diet）

● **處方**：500 大卡以下（如：豆粉、低脂奶粉、高蛋白質食物）。
● **利弊**：對此類食物敏感者不可使用，副作用可能有新陳代謝失調，需要送醫監督。
● **效果與安全**：可能導致肌肉組織流失，對於極度肥胖，使用其它方法減重無效者，較有幫助。

低醣高蛋白法（low-carbohydrate high-protein diet）

● **處方**：低醣或無醣食物搭配少量高蛋白質食物，無限制卡路里。
● **利弊**：單調、不可口、營養素不均衡、高脂。
● **效果與安全**：組織蛋白與水分流失。

均衡飲食熱量控制法（balanced, calorie-controlled diet）

● **處方**：廣泛攝取營養物，低脂食物，配合熱量控制處方。
● **利弊**：每天攝取 1200 ～ 1500 大卡熱量，並配合規律運動，多數人能夠減重。
● **效果與安全**：減重最好使用此方法，養成良好飲食習慣，以熱量控制處方來維持理想體重。

有效的體重控制處方

　　了解自己的身體是否處於理想體重範圍，並建立正確的減重觀念後，以下從運動、飲食和生活型態提供不同的小撇步，協助您開始實施體重控制的生活。

　　運動和控制體重是一輩子的事，運動時要能感受過程的愉快和舒暢，鼓勵在日常生活中增加活動機會。要使運動融入生活中，不是無時無刻在減重，而是讓「體重控制」成為生活的一部份。

Part 1

防癌抗癌有 5 功

● **要有耐心**：建立日常化、生活化及居家化的運動方式；依身體狀況、年齡選擇適合的運動及合理的運動計畫，必要時請教醫師或體適能專業人員。要注意的是，從事運動初期由於肌肉質量的增加，體重可能不會減輕，但脂肪量會減少，所以運動減重要有耐心。

運動減重和節食減肥的差異比較

運動減重	節食減肥
增加能量消耗	減少能量攝取
短時間較不會有減肥效果	短時間即有減肥效果
減少脂肪，但維持或增加肌肉	同時減少脂肪和肌肉質量
促進健康，增加體能	無法增進體能或健康
積極鼓勵	消極限制
增加基礎代謝率	降低基礎代謝率
可改善心理壓力、焦慮、沮喪、身體形象和自尊	無法改善心理壓力、焦慮、沮喪、身體形象和自尊

- **要能循序漸進**：循序漸進，每週的運動頻率至少五次以上，每天的運動時間由 15 分鐘，慢慢增加至 60 分鐘；強度應視個人體能狀況而定（約為最大心跳數的 60 ～ 90%，最大心跳數＝220 －年齡）。

- **要以有氧運動為主**：有效的運動減重處方以有氧運動為主，強調低強度、長時間的運動型態，可以維持較長的運動時間，不會太激烈且可以消耗較多的能量；快走、爬樓梯、游泳、慢跑、騎腳踏車、球類運動等，都是體重控制的理想運動。

各種運動消耗的卡路里

運動名稱	卡路里	運動名稱	卡路里
下樓梯 (15 階)	0.012	上樓梯 (15 階)	0.036
腳踏車 (8.8 公里 / 小時)	3.0	走路 (4 公里 / 小時)	3.1
高爾夫球	3.7	保齡球	4.0
快走 (6 公里 / 小時)	4.4	游泳 (0.4 公里 / 小時)	4.4
跳舞 (快)	5.1	溜輪鞋	5.1
騎馬	5.1	羽毛球	5.1
排球	5.1	桌球	5.3
溜冰刀 (16 公里 / 小時)	5.9	網球	6.2
手球	8.3	腳踏車 (20.9 公里 / 小時)	9.7
拳擊	11.4	跑步 (16 公里 / 小時)	13.2

＊ 說明：消耗的卡路里單位是每小時每公斤體重消耗幾大卡。例如體重 60 公斤，計畫運動 1 小時。

→ 如選擇走路則消耗：3.1 大卡 ×60 公斤 ×1 小時＝ 186 大卡
→ 如選擇快走則消耗：4.4 大卡 ×60 公斤 ×1 小時＝ 264 大卡

進行飲食管理

要達到體重減輕的目的，必須是攝入的熱量小於身體能量的消耗。那一天需要多少熱量呢？

不同程度的體力勞動需要不同的熱量

輕度工作者	家務或辦公室工作者	總熱量＝你的標準體重×30
中度工作者	工作需經常走動但不粗重	總熱量＝你的標準體重×35
重度工作者	運動員或擔任粗重工作者	總熱量＝你的標準體重×40

例如：一名年輕女性上班族身高是 160 公分，長時間坐著工作，每日所需熱量是多少？

標準體重＝ 1.6 公尺× 1.6 公尺× 22 ＝ 56.32 公斤

每日所需總熱量約＝ 56 × 30 ＝ 1680 卡

每日所需熱量

體型 體力勞動	超重＞標準體重 20%	理想＝標準體重 ±10%內	過輕＜標準體重 20%
臥床	20	20 ～ 25	30
輕度工作者	20 ～ 25	30	35
中度工作者	30	35	40
重度工作者	35	40	45

＊ 說明：依據所屬的體力勞動程度和所屬的體型，以標準體重乘以對應的表中數字，即為每日所需熱量。

控制熱量攝取

均衡飲食才能健康減重，而均衡飲食的方法可依照前面防癌抗癌第 1 功的天天蔬果彩虹 579 來操作，這裡將針對體重控制提出更多減少熱量的烹調技巧。

◎ 慎選食材

要做出脂肪量低的一道菜，首先就是選擇脂肪較少的食材。

● **選擇脂肪量較少的肉類或材料**：畜肉（豬、牛、羊）的脂肪量較高，改用雞肉代替，或是用比較瘦的部位代替比較肥的部分，就可以減少許多脂肪。另外，一餐不要超過一道菜用到畜肉，可以交替運用雞肉、魚肉、豆類，使餐點多變化又健康。

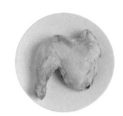

▲ 一餐一道畜肉，可交替用雞肉、魚肉、豆類。

● **選用低脂產品**：如低脂或脫脂牛奶、低脂沙拉醬、水漬鮪魚罐頭等，脂肪量比原有的全脂牛奶、沙拉醬、油漬鮪魚罐頭低，烹調時風味變化也並不大，是很好的替代品。但也不能多吃，還是會積少成多！

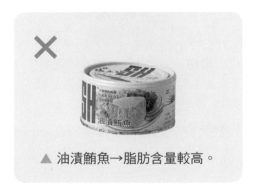

✗

▲ 油漬鮪魚→脂肪含量較高。

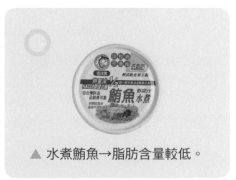

○

▲ 水煮鮪魚→脂肪含量較低。

● **少用絞肉類半成品**：市售的魚餃、蝦餃、蛋餃、貢丸等絞肉類都有加肥肉，所以脂肪含量較高，最好少用，或自行製作，這樣就可以調整做法，使脂肪量減少。例如：自己製作獅子頭，可以用低脂絞肉加些麵包或豆腐，代替一般絞肉。

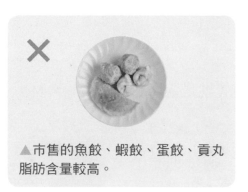

▲市售的魚餃、蝦餃、蛋餃、貢丸脂肪含量較高。

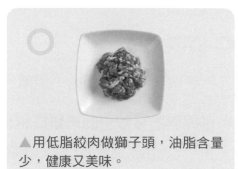

▲用低脂絞肉做獅子頭，油脂含量少，健康又美味。

● **增加蔬菜量**：每餐不要有一道以上的純肉或大塊肉的菜，可改為半葷素的菜。使用蔬菜、豆類、蒟蒻等纖維含量較多的材料和肉絲、肉片混合烹調，可以增加份量，也減少肉的用量，即使減少了脂肪，還是能提供飽足感。

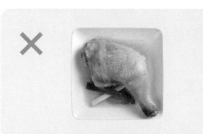

▲ 每餐不要有一道以上的大塊肉，可改為半葷素的料理。

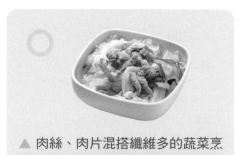

▲ 肉絲、肉片混搭纖維多的蔬菜烹調，可減少脂肪攝取，增加飽足感。

● **選好油**：烹調難免需要用油，當炒菜或菜餚中需要添加油脂的時候，可以選橄欖油、紫蘇油、高油酸紅花籽油、芥花油等，不要用豬油、奶油、乳瑪琳或烤酥油，對健康較有益處。

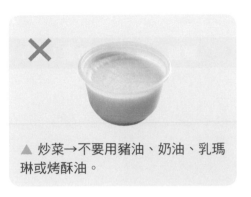

▲ 炒菜→不要用豬油、奶油、乳瑪琳或烤酥油。

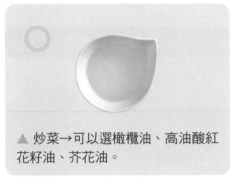

▲ 炒菜→可以選橄欖油、高油酸紅花籽油、芥花油。

◎ 選擇健康的烹調方式

　　適當的處理方式可以降低某些食物材料的脂肪量，而且做起來一點也不困難。

● **烹調前去掉外皮、肥肉**：外皮與肥肉通常含有較高的脂肪量，如果在切割時就先將外皮和肥肉去除，這些脂肪就不會在烹煮時溶入肉或湯汁中，例如：一隻 120 公克的連皮雞腿，脂肪含量約 13.6 克左右，如果把外皮剝除，脂肪量只剩 6.9 公克。

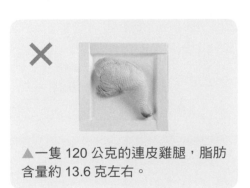

▲一隻 120 公克的連皮雞腿，脂肪含量約 13.6 克左右。

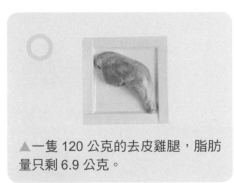

▲一隻 120 公克的去皮雞腿，脂肪量只剩 6.9 公克。

下表列出不同處理方法之雞肉中所含的脂肪量，可以看出一個簡單的去皮動作，對健康就有很大幫助！

每日所需熱量

防癌抗癌有5功

食物烹煮方式		重量	脂肪量（克）
雞胸	帶皮、煮熟	100 克	7.85
	去皮、煮熟		3.57
棒棒腿	帶皮、煮熟	100 克	11.30
	去皮、煮熟		5.71
雞腿	帶皮、煮熟	100 克	16.18
	去皮、煮熟		11.06

● **將肉類切成細絲、丁狀或片狀**：在吃牛排、焢肉、雞塊等大塊肉時，常不自覺就吃下過量的肉，若將肉切成細絲、丁狀或片狀，再和蔬菜或豆類一起煮成半葷素的菜，看起來份量較多，吃進去的肉量也比吃大塊肉少，當然脂肪量也相對地減少。

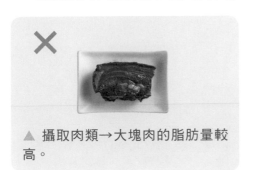

▲ 攝取肉類→大塊肉的脂肪量較高。

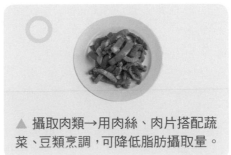

▲ 攝取肉類→用肉絲、肉片搭配蔬菜、豆類烹調，可降低脂肪攝取量。

● **減少裹粉用量**：市面上的香酥油炸食品通常都經過多層裹粉再油炸，所以吸油量很高，熱量常比沒有裹粉油炸的相同食物高出兩倍。因此自己製作豬排、魚排、雞排時，可以改用烤的，或只沾薄薄一層太白粉或蛋液，再用較少的油量煎熟。

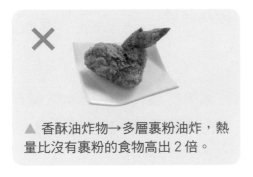

▲ 香酥油炸物→多層裹粉油炸，熱量比沒有裹粉的食物高出 2 倍。

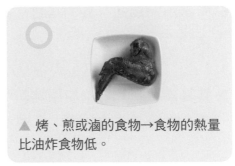

▲ 烤、煎或滷的食物→食物的熱量比油炸食物低。

　　除了食物本身含有的脂肪外，烹調方式也會影響食物的脂肪含量，若能妥善運用一些食物處理及烹調方法，可以減少食物的脂肪量。但若方法不當，也可能會使原本低脂的食物變成高脂的食物。例如：100 公克水煮的去皮雞肉脂肪量為 4.76 公克，但如果用炸的就會有 7.14 公克的脂肪。

● **多蒸煮、適度炒煎、少油炸**：烹調時，多採用蒸、煮、烤、滷…
  等低油方式來搭配煎、炒的方式，少用炸、爆、酥等高油烹調
  方式。每餐三道菜中，至少一道菜採用低油烹調方法，最多只
  能一道菜用油炸等高油烹調法。

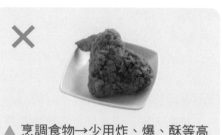

▲ 烹調食物→少用炸、爆、酥等高油烹調方式。

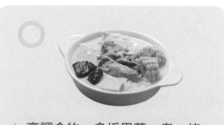

▲ 烹調食物→多採用蒸、煮、烤、滷等方式來搭配煎、炒的方式。

● **減少用油量**：如果在烹調中可以不用油，
  就盡量不要使用，若一定需要，就要小心
  控制用油量，例如：炒半斤菜，不要用超
  過 1 大匙的油。某些原來用油炸的食物，
  像是冷凍雞塊，秋刀魚等，也可改用煎或
  烤的方式。

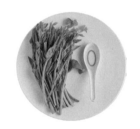

▲ 炒半斤菜，不要用超過 1 大匙的油。

● **善其事，利其器**：使用烤箱、微波爐來烹調，將使低油烹調方
  法更多變化，而使用不沾鍋來煎食物，可以減少許多用油量。

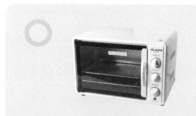

▲ 烤箱→可以逼出食物所含的油脂，是低油烹調方法。

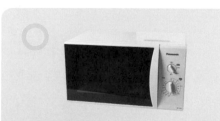

▲ 微波爐→可以減少油脂烹調食物，是低油烹調方法。

● **湯汁去油**：用大骨熬湯或燉肉、燉雞時，會有脂肪溶出，如果在烹煮後先將湯冷藏一晚，讓浮出的脂肪凝固，就可以輕鬆地除去上層的油。市售的罐頭高湯，如果將罐頭放置數小時，再倒過來打孔，由孔洞倒出湯汁直到看到有油流出時停止，就可以避掉裡面的油。

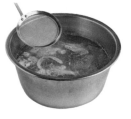

▲ 先將湯汁冷藏一晚，表面的油脂凝固，可輕鬆撈除。

● **美味低脂醬汁自己做**：做生菜沙拉或水果沙拉時，可以用凝態的優格或檸檬汁、醋調味，少使用美乃滋或沙拉醬。

調整生活型態

　　運動可以增加熱量的消耗，飲食管理可以控制攝入體內的熱量，維持良好的生活型態則能避免過多的熱量囤積在身上。從以下這些小地方著手，開始將體重控制融入日常生活吧！

- 多走路、少坐車、儘量走樓梯。切記，電梯是肥胖的好朋友！

- 不要整天看電視（看電視時消耗的熱量比休息時還低）。

- 飯後立刻刷牙。

- 一定在餐桌上用餐，專心進食，進食時不可看書或看電視。

- 吃飽才去採購食物，買菜應有計畫，才不會買太多。

- 想要吃垃圾食物時，請再想想您減重的偉大理想。

- 在冰箱門上貼一張減重前的照片，有助於抗拒美食的誘惑。

- 定時（最好每天）測量體重記錄，適時給予自己獎懲。

- 培養休閒習慣及宣洩情緒管道。不要因為焦慮、無聊或心情不好而暴飲暴食。

防癌抗癌第 4 功：遠離菸檳

近幾年口腔癌的發生率持續攀升，已經位居男性 10 大癌症第 4 位，而如果延誤了早期診斷、早期治療的時機，第四期的口腔癌五年存活率不到一半。研究發現，吸菸、嚼檳榔者罹患口腔癌的機率比一般人高出很多，口腔癌患者中更有 9 成有嚼檳榔的習慣。

每 5 個癌症死亡人口便有 1 個死於肺癌，而罹患肺癌的個案中，高達 80％的患者為現行吸菸者或曾經吸菸者。根據統計，吸菸者不僅得到肺癌的機會增加，得到其他癌症的機會也會增加。

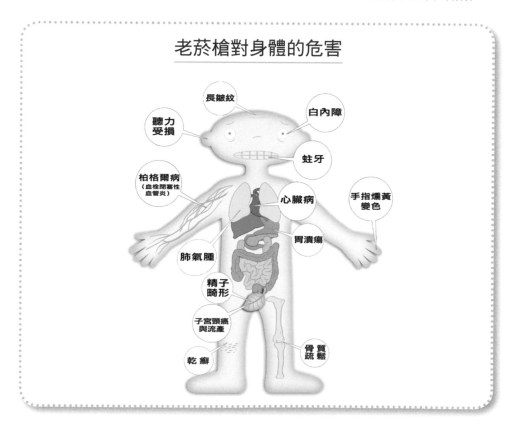

老菸槍對身體的危害

長皺紋
白內障
聽力受損
蛀牙
柏格爾病（血栓閉塞性血管炎）
心臟病
手指燻黃變色
胃潰瘍
肺氣腫
精子畸形
子宮頸癌與流產
骨質疏鬆
乾癬

癌症死亡人口中有三分之一與抽菸有關

　　根據世界衛生組織的統計，菸草每年殘害超過 700 萬人的生命（含二手菸），平均每 4.5 秒就有 1 人死於菸害。香菸燃燒後產生的物質，已確認有超過 60 種以上會致癌，還會引起多種慢性疾病。所有癌症的死亡人口中，有三分之一和抽菸有關，菸草內主要易致癌的物質是菸焦油，可能增加罹患下列癌症：肺癌、口腔癌、喉癌、鼻竇癌、肝癌、胰臟癌、胃癌、子宮頸癌、乳癌、大腸癌、腎癌和膀胱癌等的風險，可謂抽菸「致」百病。

　　依據醫學報導，菸齡達 20 年以上者，比不吸菸者約減少 20 ～ 25 年壽命。同時，因吸菸者體內藏有許多致癌物，造成體

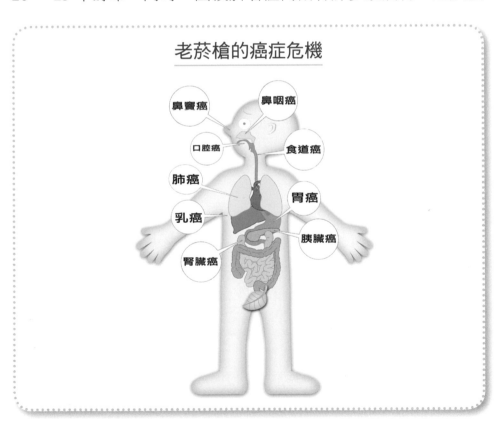

老菸槍的癌症危機

鼻竇癌　鼻咽癌　口腔癌　食道癌　肺癌　胃癌　乳癌　胰臟癌　腎臟癌

內氧化壓力大，又容易消耗體內的抗氧化物如維生素 C，所以吸菸者老化快、皮膚粗糙、容易罹患心血管疾病與癌症，記憶力也退化的很快。然而，有更多證據顯示吸菸者除了容易導致肺癌、口腔癌或心臟病，從頭到腳還有許多不為人知的健康危害，例如：掉髮、白內障、聽力喪失、蛀牙、肺部不適、骨質疏鬆、胃潰瘍、手指變色、精子畸形等。

此外，吸菸族群常有錯誤迷思，認為只要吸淡菸就可以大幅避免罹癌機率。但事實上，即使淡菸也會對身體造成危害，罹癌率並無顯著差異，因為尼古丁本身就是致癌因子。

若從戒菸防癌來觀察，隨著戒菸時間越長，罹癌率會降低越多，但會因每個人的菸齡和菸量而有所差異。且每種癌症不同，例如：戒菸 5 年後肺癌的發生率才會降低，但要到 20 年後才會降至非吸菸者的水準；另一方面，對膀胱癌而言，即使戒菸 25 年也只下降 60％的相對危險。對於已經罹癌的吸菸者，戒菸還是可以降低罹患第二種癌症的機率。

你可能不知道的二手菸、三手菸隱形危害

除了吸菸者本身有風險之外，二手菸也影響週邊親近的家人和朋友。二手菸已被國際癌症研究中心（IARC）歸類為一級致癌物質，全球每年造成 60 萬個以上的死亡病例，其中 28％發生在孩童身上！台灣每年因二手菸罹病者約達 15 ～ 23 萬人，平均 2 ～ 3 分鐘就有 1 名不吸菸者因他人吸菸而罹患疾病。研究證實，二手菸除了會加重幼兒氣喘、

支氣管炎、肺炎、中耳炎等呼吸道疾病外，和兒童白血病、大腦與中樞神經系統病變、淋巴瘤及肝母細胞瘤等癌症也有顯著關係，還容易造成認知能力缺陷，實在危害甚鉅。

此外，即使菸已經熄滅，殘留在室內空間的毒素與菸焦油，會長期附著沉積在衣服、家具、地板等所有物體的表面，並持續釋放數種致癌物與有毒物質（可持續達三個月之久），成為所謂的「三手菸」，對正在成長發育的青少年和爬行中的幼兒都有相當大的影響，甚至可以說是「一人吸菸等於全家吸菸」！為了家人的健康，無菸環境才是最有效的方式。

讓戒菸變輕鬆，請跟我這樣做

一般人在使用超過一定劑量的菸品之後（通常是 100 支的捲菸）就會慢慢成癮，吸菸者腦幹中的尼古丁接受器將會增加至一般人的 2 ～ 3 倍。由於尼古丁在體內的濃度會在 2 小時內下降一半，在這種狀態下，如果沒有持續補充，就會對尼古丁產生極度渴望！也就是所謂的戒斷症候群。

戒斷症候群包括：無法專心、坐立難安、情緒低落、胃口變大、體重增加、心跳變慢與失眠等，這些症狀會在戒菸後幾小時開始，並且在 72 小時左右達到頂點。難以用意志力克服的戒斷症候群，導致靠自助式戒菸或單純以意志力戒菸的方式失敗率高達9成以上（成功率平均只有5%），可說是十戒九敗。因此，了解正確又有效的戒菸方法，相當重要，可以讓戒菸變得較為輕鬆、更容易成功！

◎ 戒菸管道

1. **戒菸門診**：全國目前有兩千多家醫療院所提供戒菸門診，使用臨床實驗證明有效的方式協助吸菸者戒菸。對象條件：18 歲以上全民健康保險對象，尼古丁成癮度達 4 分以上，或平均 1 天吸 10 支菸以上者。在目前「二代戒菸服務」的補助之下，戒菸門診免部分自費負擔，每次的藥費也不會超過 200 元，且原住民、低收入戶、山地暨離島地區藥費全免。國民健康署提供每年 2 次的療程，一次療程為 8 週。

2. **戒菸藥局**：與國民健康署訂有合約的社區藥局也提供有補助的戒菸治療服務，透過專業藥師，提供戒菸者諮詢與支持。社區藥局可提供的戒菸藥物為尼古丁替代藥物（尼古丁製劑，例如：尼古丁貼片、咀嚼錠及吸入劑）。而非尼古丁藥物屬於「處方用藥」，仍須由醫療院所的戒菸醫師開立處方。

3. **免費戒菸專線**：國民健康署戒菸專線服務中心成立於 2003 年，為全亞洲第一個專為戒菸成立的專線 0800-636-363，除了提供相關衛教知識，並協助戒菸者擬訂戒菸策略與計畫，提供便利性、隱密性高的一對一諮詢，讓戒菸者有能力對抗菸的誘惑、建立健康的生活方式。至今服務量已超過 20 萬人，戒菸成功比例超過兩成。服務時間：週一至週六 9：00 ～ 21：00。

4. **戒菸班**：各地的衛生所、衛生局與醫療院所每年會舉辦戒菸班，強調行為治療與團體互動，若能全程參加，其戒菸率也相當高。但需要較多時間，班內學員與講師需要較高的協調性。

　　目前經科學研究證實有效的戒菸藥品，主要分為「尼古丁

製劑」和「非尼古丁藥物」二類，它們都可以降低戒菸時的不舒服與想吸菸的慾望，並增加戒菸的成功率。

◎ 戒菸藥物

1. **尼古丁製劑**：尼古丁替代藥物在戒菸時，可維持人體內尼古丁的血中濃度，但卻少了菸品中的致癌物，安全性高。常見的尼古丁替代藥物有貼片、咀嚼錠和吸入劑。貼片會全天穩定釋放尼古丁，避免戒斷症狀；咀嚼錠則能協助即時緩解菸癮。若合併使用貼片和咀嚼錠，可達到長期又即時克服菸癮的效果。根據國健署的統計，合併使用超過14 週，半年戒菸成功率高達 36.5％。尼古丁藥物的副作用僅為局部刺激，依藥師或醫師指示使用可減少副作用發生。

2. **非尼古丁藥物**：目前國內有兩種非尼古丁藥物，都是口服藥，使用過程中需要注意副作用，例如：噁心、失眠、頭痛、口乾，少數人甚至會起紅疹或出現抽搐症狀，必須停藥就醫。癲癇、腦傷、孕婦或正在哺乳的女性，曾罹患暴食症或正在服用某些抗憂鬱藥或精神藥物者，也不建議使用。因此，非尼古丁藥物為處方用藥，須由醫師開立處方，並遵守指示服用。

戒菸小撇步：

· 設定戒菸日，對自己承諾、對親友宣告：我要開始戒菸！
· 捨棄買菸、帶菸的習慣，也不要帶打火機。
· 遠離吸菸環境和吸菸有關的人事物。
· 尋求家人朋友與專業戒菸人員的支持。
· 利用口香糖、小黃瓜、胡蘿蔔或蘇打餅等替代物滿足口慾。
· 菸癮來時，利用深呼吸、喝冰開水或洗臉等動作轉移注意力。

根據臨床統計，從第 1 次開始戒菸到成功戒菸，平均會歷經 5 ～ 13 次的失敗，因此戒菸者一定要抱著不認輸的態度對抗菸癮，相信一定有成功戒菸的一天！由於個人體質不同，戒菸過程中可能會出現一些不適症狀：影響睡眠、咳嗽、口渴、飢餓、便秘、盜汗、顫抖、口腔潰瘍、注意力不集中、手足癢等。只要正確飲食、規律運動，這些症狀通常只要堅持幾週後就會自動消失。用對方法，善用資源，戒菸就能輕鬆又愉快！

嚼檳榔合併吸菸的致癌殺傷力

2003 年世界衛生組織正式將檳榔歸類為第一類致癌物，果實及檳榔子本身即具有致癌性，研究顯示，台灣食用檳榔內的添加物會讓致癌的機會增加，造成口腔黏膜病變。病變的黏膜上皮異化增生後有很高的機會進展為鱗狀上皮細胞癌。

檳榔的萃取物在動物實驗中發現會對細胞激素的調控及細胞正常分化造成影響，進而促進腫瘤的產生。檳榔的添加物石灰，雖不具致癌性，但會因口水而呈現強鹼性，造成口腔黏膜的損害，並增加細胞惡性變異的機會。其他添加物如荖花，本身有黃樟素（Safrole）也屬於致癌物。若同時有嚼檳榔及和吸菸的習慣，將大幅增加口腔癌與食道癌的罹患率。

隨著癌細胞的生長、擴散，病人的生活品質會受到重大的負面影響，包括飲食、說話、疼痛、潰瘍、外觀甚至是寶貴的生命。罹患口腔癌的族群年紀多為中年，通常是家庭的經濟支柱，罹癌

所花費的金錢和時間，加上治療期間無法工作的損失，往往伴隨的是連累一整個家庭。

檳榔造成的口腔病變

除致癌性外，檳榔對口腔健康也造成其他的危害。長期嚼食檳榔造成牙齒染色、齒質過度磨耗進而崩裂及使牙齦受創、破壞牙周組織，造成牙周反覆發炎，牙齒鬆動、脫落或需拔除。而口腔黏膜纖維化更是長期嚼食檳榔者常見的疾患，嚴重者甚至會造成張口困難及味覺改變等進食與生活上的影響。同時，口腔黏膜纖維化和口腔白斑等長期嚼食檳榔所產生的變化更被視為是癌前期的病變，很可能產生惡性轉變而成為口腔癌。無論是顏面部的缺損或是進食上的困難，均是口腔癌或其癌前病變的後遺症，例如：進食困難及治療副作用造成的營養失衡、病灶及治療產生的顏面部缺陷，都會使患者生理及心理上的健康受到影響。

戒檳必修四堂課

國民健康署補助全國多家醫院開設戒檳班，透過每月1次、每次1小時，共計4小時的戒檳課程，協助民眾戒除嚼食檳榔的習慣。除了宣導檳榔的危害，並利用自我成長團體方式授予學員不同生活技能，以獎勵方式強化戒檳動機，也設計志工輔導制度，在戒檳過程中提供學員有效的社會支持。核心課程內容如下：

● 第一堂課：檳榔的危害與口腔癌的關係、設定自我目標。
● 第二堂課：口腔健康檢查與保健實作。
● 第三堂課：如何自主管理、自我獎勵以及檳榔的替代物。
● 第四堂課：拒絕技巧。

此外，戒檳輔導會深入了解嚼食檳榔原因或需求，尋找其他替代方案，並設定短期和長期目標，因應個別需求循序漸進達成戒檳。在追蹤期間也會透過戒檳班面訪和電訪，提供民眾在戒檳期間所遭遇困難之解決方式。有關戒檳班的開課資訊，民眾可就近向醫療院所或縣市政府衛生局洽詢。

同時建議定期接受免費「四癌篩檢」服務中的口腔癌篩檢，包括門診以非侵入性視診、觸診及詢問病史。若篩檢出有口腔黏膜紅白斑、口腔黏膜纖維化、口腔癌等需要口腔顎面外科追蹤或治療的口腔黏膜疾病，就可以開始治療的療程與專人輔導戒檳。

◎ 遠離檳害有撇步

臨床研究顯示，早期口腔癌治療後的五年存活率可達 7 成以上，但若延宕病情拖到第四期，則五年存活率低於一半，而透過口腔癌篩檢發現的早期個案高達將近 8 成。所以，要記住遠離口腔癌的三大原則：遠離菸檳、定期做口腔癌篩檢、口腔黏膜如有病變要盡快治療！

- 以盡量不接觸來達到戒食的目的。
- 可漸進式逐步減少嚼食檳榔的量和次數，直到完全停止。
- 尋求家人朋友與戒檳班的支持協助。
- 均衡飲食、充足睡眠、不把嚼檳榔當提神食物。
- 當朋友遞食檳榔時，以身體不適或會使某人不悅為藉口推託。
- 可在身邊準備食物或替代品如口香糖，並回敬對方替代品。
- 若一時找不到拒絕的理由，可先採拖延戰術，再藉機離開。
- 若因拒絕而招來嘲笑或不悅，可以幽默的語氣來緩和氣氛。

防癌抗癌第 5 功：定期篩檢

　　癌症發生人數持續增加，自 2014 年每年新增人數已突破 10 萬人，主要是因為人口老化、生活型態改變、肥胖人口增加以及癌症診斷日益精確等原因。癌症自 1982 年開始連續蟬聯十大死因之首，因此大家談癌色變，然而癌症若是透過定期篩檢，早期發現、早期治療，存活率相對提高，甚至有很多癌症是可以治癒的。

癌症如何發生

◎ 為何要做癌症篩檢

> 癌症成長期很漫長可以中間攔截

　　癌症是正常細胞經過基因變異的長期累積演變而成，其成長歷經初始期（Initiation）、增長期（Promotion）、進行期（Progression），往往長達 20 ～ 30 年，因此可以在癌前病變或

正常細胞癌化過程

前致癌因子（pre-carcinogen）

↓

經細胞內代謝活化成致癌物質影響正常細胞基因

 約 1 ～ 2 天（initiation）

癌初始細胞（initiated cell）

↓ 增長期約 10 年（promotion）

癌前期細胞（pre-neoplastic cell）

↓ 進行期約數年（progression）

癌細胞（neoplastic cell）

演變至癌症之前透過定期篩檢加以中間攔截。

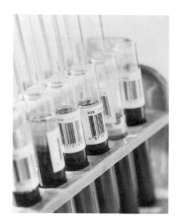

一般而言，飲食及環境中的前致癌因子（Pre-carcinogen）與正常細胞接觸經細胞內代謝活化成致癌物質約需 1 至 2 天，此時正常細胞轉變為癌初始細胞（Initiated cell），再經過 10 年或更久的增長期變成癌前期細胞（Pre-neoplastic cell），接著還需要數年以上的進行期，最後才成為癌細胞（Neoplastic cell）。若此時癌細胞不分裂，幾乎難以察覺它的存在。因此可以說，任何人體內都已可能有癌初始細胞、癌前期細胞及癌細胞的存在，只是沒被發現而已。

早期發現延長存活期

從癌細胞發展層次來看，如局限在表皮，就稱為原位癌，若突破表層深入組織，則稱為侵襲癌。若癌症發現的時候還是癌前病變，只要予以切除，癌症就不會發生；就算不是癌前病變，原位癌基本上是可以治癒的，如果不是原位癌，癌症越早期發現早期治療，存活期可以大幅延長甚至治癒，因此透過篩檢早期發現非常重要。

政府免費四癌篩檢一定要做

為了降低癌症的威脅，政府自 2010 年擴大提供「四癌篩檢」服務，為大腸癌、口腔癌、乳癌及子宮頸癌這四種癌症的高危險族群提供免費篩檢。執行成果也顯示，民眾透過篩檢所發現的癌

症，屬於早期的比率較高，預後情形也較好。

大腸癌、口腔癌、乳癌及子宮頸癌發生人數約佔所有癌症發生人數的三分之一，實證顯示，大規模推動這四項癌症篩檢，可以有效降低該癌症的發生率或死亡率。

◎ 大腸癌

預防大腸癌的發生可從初級預防和次級預防著手，初級預防即是降低大腸內致癌物，透過 1. 少油脂、少紅肉、少燒烤 2. 多纖維、多蔬果 3. 養成運動習慣、少便秘等來預防；次級預防則為早期發現癌前病變，藉由糞便免疫潛血檢查及大腸鏡檢查早期發現瘜肉或腺瘤。而政府針對 50 歲以上未滿 75 歲民眾提供每兩年一次糞便潛血檢查，透過定期的糞便潛血檢查（iFOBT），可以降低 18％至 33％的大腸癌死亡率。

◎ 口腔癌

口腔癌的危險因子最重要的就是抽菸、喝酒以及嚼食檳榔，台灣的一項統計資料發現，同時有吸菸、飲酒與嚼檳榔習慣的人比一般人罹患口腔癌的機率高了整整 123 倍，而單單有嚼食檳榔習慣者，罹癌的機率也比一般人多出 28 倍。尤其口腔癌又是國內青壯年男性（25 ～ 44 歲）最容易罹患的癌症，平均死亡年齡為 54 歲，較其他癌症早 10 年以上。因此

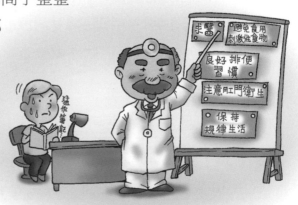

政府補助 30 歲以上嚼檳榔（含已戒檳榔）或吸菸民眾（原住民嚼檳榔者則提前到 18 歲），每 2 年 1 次口腔黏膜檢查，以早期發現、早期治療，進而降低口腔癌的發生率和死亡率。

◎ 乳癌

台灣女性乳癌好發年齡在 45 ～ 59 歲之間，而且有年輕化的趨勢，平均年齡比歐美婦女年輕了 10 歲左右，雖然乳癌發生率居高不下，但是可以經由篩檢早期發現、早期治療，其 5 年存活率將近 9 成。政府提供 45 歲～ 69 歲婦女每兩年 1 次「乳房 X 光攝影檢查」，有二等親家族史者可提前在 40 歲接受篩檢。

「乳房 X 光攝影檢查」是目前唯一經過大型臨床試驗，被證實能夠有效降低乳癌死亡率的篩檢工具，可偵測出乳房鈣化點或微小腫瘤，早期發現無症狀的零期乳癌。世界衛生組織指出，婦女定期接受乳房 X 光攝影檢查可降低 2 至 3 成的乳癌死亡率，故婦女平時即應養成定期篩檢的好習慣，尤其是有家族史者在尚未出現症狀前，藉由篩檢提早發現潛在病灶，即時接受治療而重獲健康，勿等到有症狀才做檢查。

◎ 子宮頸癌

子宮頸癌是台灣婦女常見的癌症之一，隨著抹片檢查的推動與普及，可以早期發現癌前病變，因此發生率也逐年下降。政府提供 30 歲以上的女性每年一次免費子宮頸抹片檢查，根據統計，零期子宮頸癌的五年存活率高達 97％，第一期也有 87％以上的 5

年存活率，因此只要定期篩檢，依台灣過去 20 年篩檢成果統計，約可降低 6 ～ 9 成的發生率與死亡率。然而也要呼籲，正確的子宮頸癌篩檢年齡應該要在有性行為之後最慢三年內，即應開始每年定期接受子宮頸抹片檢查。

> 子宮頸癌是由 HPV 病毒（Human Papillomavirus, 人類乳突病毒）重複感染所導致，台灣癌症基金會遵循國際抗癌聯盟（UICC）建議，推動子宮頸癌的正確預防應該為「HPV 疫苗＋抹片」雙重防護的概念，亦即有性行為開始即應定期接受抹片檢查；更可於適當年齡依醫囑施打 HPV 疫苗，在越年輕時施打防護力越高。

政府免費四癌篩檢項目與條件

癌症種類	篩檢對象	篩檢方式	篩檢頻率
大腸癌	50 ～ 74 歲	糞便潛血檢查	2 年 1 次
口腔癌	● 30 歲以上有嚼檳榔（含已戒）或吸菸習慣民眾 ● 18 歲以上至未滿 30 歲有嚼檳榔（含已戒）習慣之原住民	口腔黏膜檢查	2 年 1 次
乳癌	● 45 ～ 69 歲婦女 ● 40 ～ 44 歲二親等以內血親（指祖母、外婆、母親、女兒、姊妹）曾罹患乳癌之婦女	乳房 X 光攝影	2 年 1 次
子宮頸癌	30 歲以上婦女	子宮頸抹片檢查	每年 1 次

如何早期發現高發癌症

透過癌症發生人數的統計分析，大腸癌、肺癌、乳癌、肝癌的發生率一直排名在十大癌症的前五名，而且發生人數不斷攀升，已都超過 1 萬人！因此以下章節即針對此四個國人高發癌症再做進一步說明及提醒。

◎ 大腸癌

大腸癌是發生人數增加最多的癌症，好發於 50 歲以上成人。分析篩檢資料可知國人大腸病變非常普遍，50 ～ 74 歲每 20 人篩檢，就找出 1 人有癌前病變或癌症。

然而，若是經由篩檢發現，95％以上是屬於癌前病變及 0 ～ 2 期的早期癌症，5 年存活率可達 7 成以上，但若不是經由篩檢所發現的癌症，則早期發現的比率不到 50％，且預後較差。

其實，研究發現：50 ～ 64 歲診斷出第一期大腸癌的個案，幾乎不會造成壽命的損失；診斷為第二期，預計壽命的損失約 1 ～ 6 年；診斷為第四期，損失則達 18 ～ 22 年，預期終身醫療總花費也會更多。因此，及早發現非常重要，由於大腸癌早期症狀並不明顯，建議大家應定期接受篩檢。

根據實證醫學的探討，大腸癌主要是由大腸內的腺瘤瘜肉癌化所造成，在 10 ～ 15 年間逐漸

惡化而衍生癌病變。因此,除了政府提供的兩年 1 次糞便潛血檢查外,更應依照不同程度的危險族群之篩檢建議,積極篩檢大腸瘜肉、早期發現並切除,將可減少大腸癌的發生。50 歲以上的成人中,約有 30％～ 50％存有不等程度的大腸腺瘤瘜肉,建議有家族病史,或是有大腸瘜肉的民眾,除了糞便潛血檢查之外,更應提早做大腸鏡檢查。

針對不同危險群的大腸癌篩檢建議

輕度危險群

危險群種類	建議篩檢方式	開始年齡
無任何症狀民眾	每年糞便潛血檢查及 5 年一次大腸鋇劑攝影或大腸鏡檢查	50 歲
經常攝取高脂肪、高熱量、低纖維食物或嗜菸酒者		40 歲

中度危險群

危險群種類	建議篩檢方式	開始年齡
一等親曾罹患大腸癌或瘜肉	3 年至 5 年一次大腸鋇劑攝影或大腸鏡檢查	40 歲
一等親有 2 人以上有癌症		40 歲
曾有瘜肉、大腸腺瘤		--
曾患乳癌、卵巢癌及子宮內膜癌者		--

高度危險群

危險群種類	建議篩檢方式	開始年齡
家族性大腸瘜肉症	1年至2年一次大腸鋇劑攝影或大腸鏡檢查	青少年時期
發炎性腸疾病，有十年以上病史（包括克隆氏症及潰瘍性大腸炎）		30歲

※ 大腸癌者，應於術後一年內再接受一次大腸鏡檢查。

大腸癌是可以預防的

- 透過篩檢，早期發現瘜肉（癌前病變）並加以切除。
- 落實健康飲食（低脂、高纖、多蔬果、少紅肉）。
- 規律運動、避免肥胖、遠離菸害。

◎ 肺癌

　　肺癌在全球及國內都是死亡率最高的癌症，近年來許多名人因肺癌過世，讓國人益加重視肺癌篩檢。肺癌早期沒有症狀，一旦有症狀或胸部 X 光檢查發現異常時，往往腫瘤已過大或已侵犯到附近器官，甚至已經遠處轉移，錯失治療良機。

　　臨床上檢測肺癌的方法最常利用傳統肺部 X 光檢查，然而它的敏感性低，對於位在心臟後方或是小於 1 公分的腫瘤常不容易發現，至於痰細胞學檢查，簡單但敏感度差。

　　近年來，國內外越來越多臨床研究證實運用低劑量電腦斷層掃描做為篩檢早期肺癌的工具

已具良好成效，尤其是有肺癌家族史，或是年輕就開始吸菸的民眾，建議40歲以後就可以開始做低劑量的電腦斷層掃描。

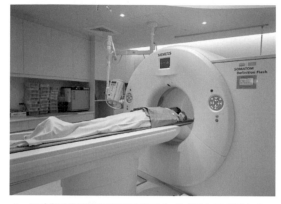
▲ 低劑量電腦斷層掃描可有效篩檢早期肺癌。

　　肺癌的主要成因是吸菸與二手菸，但是觀察國內的吸菸率有逐漸下降的趨勢，而肺癌死亡率仍逐年升高，尤其罹患肺腺癌的女性有九成是不吸菸的。所以，要避免或減少肺癌的發生，最重要的就是不要吸菸、避免廚房油煙、遠離空氣污染或石化廢氣多的地方，這些都有助於減少肺癌的發生，有肺癌家族史的民眾，更不能吸菸。此外，戒菸前幾年肺癌發生的危險性並不會立即降低，須到5年後才開始下降；戒菸20年以後，危險性還是比不吸菸的人高1～2倍，因此戒菸20年內，都還需要很小心。綜而言之，遠離菸害及其他煙塵汙染的地方，再加上定期篩檢，才是預防肺癌的關鍵。

肺癌早期檢測治癒率佳

　　研究顯示，肺癌在1公分左右以手術切除，其治癒率為85％～90％（五年不復發），而此數據與國內肺癌5年平均存活率僅16％，最重要的原因就是在於民眾忽略肺部的篩檢以及篩檢工具的選擇。

　　肺癌的早期偵測，現有的方法有：低劑量電腦斷層掃描、胸部X光片檢查、痰液細胞學檢查等。

● 低劑量電腦斷層掃描

「低劑量」電腦斷層掃描為目前針對肺癌早期檢查最靈敏的工具，可以偵測小至 0.3 公分的肺部病變。

「低劑量」斷層掃描與「常規」的斷層掃描，其差異在於設定條件不同，因此輻射劑量暴露值不同。常人一年可暴露的輻射劑量約為 100 張胸部 X 光片，常規的胸部電腦斷層掃描一次的輻射暴露量約為胸部 X 光片 100 張，而單次「低劑量」斷層掃描的輻射暴露值約為 20 張 X 光片左右，由於其輻射劑量較低，做為肺部的篩檢工具，亦相對地安全。

常規胸腔電腦斷層在臨床上有許多狀況仍是必要，因其雜訊較少，對於軟組織部份之分辨率較佳，臨床上有許多狀況仍需接受標準常規斷層掃描並靜脈注射對比劑，藉此可以觀察到縱隔腔、血管與肺臟病灶之顯影資訊，以獲得適常之影像診斷。

● 胸部 X 光檢查

以胸部 X 光檢查做為肺癌篩檢方式，其限制為難以偵測到一公分以下的肺部病變，而一公分到二公分之間的腫瘤，有時也會受限於發生的部位，不容易偵測或判讀。

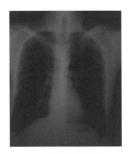

▲ 胸部 X 光

建議高危險族群應自主性定期接受低劑量電腦斷層掃描

根據美國肺部篩檢研究群（NLST）一項大型計劃，針對高危險群以「低劑量電腦斷層掃描」與「X 光檢查」比較，發現每年一次低劑量電腦斷層掃描可以降低 20％肺癌死亡率。因此建議 40 歲以上高危險族群應落實自主定期肺部篩檢。

各種檢查方式之比較

檢查方式	敏感度	肺癌腫瘤偵測
低劑量電腦斷層掃描	目前針對肺癌檢查最靈敏的工具。	可偵測小於 0.3cm 的腫瘤。
胸部 X 光片檢查	目前最普遍被應用，但只可發現 70% 的病患，無法做為早期肺癌篩檢之用。	難偵測 1cm 以下肺部病變；1 ~ 2cm 亦受限發生部位不易偵測或判讀。
痰細胞學檢查	● 中央肺門型肺癌診斷陽性率→ 60%～ 70%。 ● 周邊末稍型肺癌診斷陽性率→僅 5%～ 20%。 ● 痰液中若出現中或重度病變上皮細胞，據統計 10 年內有 20% 會發生肺癌，無法做為早期肺癌篩檢之用。	
核磁共振（MRI）	對神經、血管、骨頭病變較敏感。	難發現肺部腫瘤，無法做為早期肺癌篩檢之用。
正子攝影	易發生偽陽性。	0.3cm 以下腫瘤較無法偵測，造成偽陰性。

誰是肺癌高危險族群

● **吸菸史**：統計數字顯示，一天一包菸達 20 年（或一天兩包菸達 10 年）罹患肺癌的機率約為不吸菸者 10 倍。

● 長期二手菸害環境達 10 年。

● **有肺癌家族病史者**：直系親屬有兩位以上（含兩位）罹患肺癌者，得肺癌的機會為一般民眾 5 ~ 7 倍。

● 曾經罹患肺結核或其他肺部慢性病。

● **長期暴露於致癌環境者**：如金屬業、冶礦業、石棉接觸者、廚房工作者、長期暴露放射線環境等。

● 痰液細胞學檢查

痰液的檢查對中央肺門型肺癌的診斷較有助益，對周邊末稍型肺癌則幫助有限；前者的診斷陽性率可達 60％〜70％，後者則只有 5％〜20％。如果檢查過程仔細以及無污染，其陽性率較高。痰液中若出現中度或是重度上皮細胞病變，根據統計數字，10 年內有 20％會發生肺癌。

◎ 乳癌

乳癌發生率持續攀升，在 2014 年首度超越肝癌在癌症總發生人數排名第三，且台灣婦女罹患乳癌的平均年齡較歐美國家年輕 10 歲左右，因此更不可輕忽篩檢的重要。政府乳癌篩檢資料顯示，經由篩檢發現的乳癌有 85％以上屬於 0〜2 期的早期癌症，比未經篩檢發現的乳癌個案（54％）多出 30％以上。而早期乳癌的 5 年存活率高達 9 成多，晚期的存活率則大幅下降至不到 3 成。然而，目前國內乳癌篩檢率僅約 4 成，偏低主要因為乳房 X 光攝影檢查時需將乳房壓扁，部分女性因害怕疼痛而不願意受檢。

女性乳癌發生率持續增加的原因與飲食西化、肥胖、缺乏運動、未定期篩檢等因素有關，依據《英格蘭期刊》研究統計，若是停經後身體質量指數（BMI）超過 27，其罹患乳癌風險會比 27 以下者增加約 1 成。此外，女性飲食若為高熱量、高油脂、少纖維，又缺乏運動，就容易增加罹患乳癌的風險。

建議 45〜69 歲女性每 2 年應進行 1 次乳房 X 光攝影檢查，若有二等親罹患乳癌之家族史者，則年滿 40 歲即可以接受免費的乳癌篩檢。由於東方女性乳房組織較為緻密，因此首次接受乳房篩檢時，最好乳房 X 光攝影及乳房超音波檢查一起做，若結果

正常，通常隔年只需做乳房超音波；再隔一年之後，再做一次乳房 X 光攝影檢查。

目前已知的乳癌危險因子包括：初經早、停經晚、未曾生育或 30 歲後才生第 1 胎、未曾哺乳、有乳癌家族史、有乳癌變異型致病基因（BRCA1、BRCA2）、得過卵巢癌或子宮內膜癌者，則建議提前至 35 歲起接受專業醫師的檢查。

何時乳房自我檢查、超音波及乳房 X 光攝影檢查？

✓	應於月經結束後一星期內，自我檢查。
✓	有危險因子婦女，應於 35 歲起接受醫師檢查。
✓	有一等親或二等親家族史者，40 歲做第一次乳房 X 光攝影檢查，而後以超音波及乳房 X 光攝影交替檢查。
✓	45 歲開始每年以乳房 X 光攝影與超音波交替檢查。
✓	易發生偽陽性。

誰是乳癌高危險族群

- 未曾生育、哺乳或 30 歲後才生第 1 胎高齡產婦。
- 初經早於 12 歲、停經晚於 55 歲的女性。
- 胸部曾大量接受過放射線照射者。
- 有乳癌家族病史者、曾罹患過其他癌症者。
- 曾經罹患卵巢癌或子宮內膜癌。
- 曾經有局部腫瘤外科切除者，病理顯示有異常增生者。
- 長期使用口服避孕藥或更年期服用荷爾蒙者。
- 長期攝取高脂肪、高熱量食物者。
- 肥胖（BMI 超過 27）。

◎ 肝癌

　　肝癌標準化發生率近年逐漸下降，主要肇因於 B 型肝炎疫苗接種的普及，以及抗病毒藥物的妥善運用。根據調查，死於肝癌的病患中，約 70％的人為 B 型肝炎帶原者，20％為慢性 C 型肝炎感染者。B 型肝炎帶原者若持續有肝炎發作，有 15 ～ 20％會發生肝硬化；而 C 型肝炎病毒感染至少會有一半以上變成慢性肝炎，其中約 20％會導致肝硬化；而肝硬化者，每年有 3 ～ 5％會變成肝癌。

　　肝癌篩檢方式以超音波、B 肝、C 肝、胎兒蛋白為主，如有需要也可配合 B 肝、C 肝病毒量的篩檢。目前肝癌較好的篩檢影像方式為超音波，若

誰是肝癌高危險族群

- ☑ 一等或二等親中有肝癌患者。
- ☑ 慢性 B 或 C 型肝炎者。
- ☑ B 型肝炎帶原者。
- ☑ 本身有肝硬化的情形。

已知是慢性肝炎帶原者，建議定期於腸胃科監控肝指數和病毒活性，並且每半年做肝臟超音波檢查。

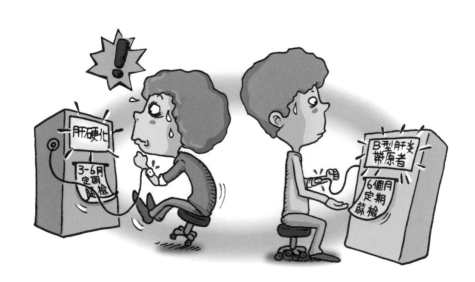

了解腫瘤指標

由於民眾對癌症的畏懼，腫瘤指標在健康檢查項目中越來越常見，它是由腫瘤細胞或身體其他細胞在面臨腫瘤或其他非腫瘤疾病的情況下，所分泌的物質。這些物質可以在血液、尿液、糞便、腫瘤組織、非腫瘤組織或各式體液中被發現。大部份腫瘤指標是蛋白質，但近年來，病毒基因也漸漸被當做腫瘤指標使用。

腫瘤指標可用來協助偵測、診斷和評估治療效果，例如：腫瘤指標突然升高可能暗示我們要小心腫瘤的存在或惡化；但仍需搭配其他的檢測，例如：影像學檢驗或病理切片等，才可達到正確的診斷。在治療開始前，監測腫瘤指標有時可提供預後的判斷，協助醫師選擇適合的治療方式。治療過程中，定期追蹤指數變化，可由指數的降低與否判斷腫瘤是否對目前治療方式有反應以做為是否需要改變治療方式的參考，於療程結束後，腫瘤指標也可用來偵測疾病是否有復發的現象。

既然腫瘤指標在治療前後都有其臨床意義，那是否可在沒有任何症狀前就篩檢出癌症呢？首先解釋兩個重要名詞：敏感度及特異性。

敏感度（Sensitivity）
能正確診斷「患有疾病」病患的比例。

特異性（Specificity）
能正確診斷「沒有得病」病患的比例。

假設有 100 人來做肺癌篩檢，真正患有癌症者有 30 位，其中有 15 位篩檢時呈現陽性，則其敏感度為 15 除以 30，也就是 50％。所以，敏感度越高，表示該指標偵測出疾病的機會越高。

另一方面，在健康的 70 人中有 30 人篩檢呈現陽性，則特異性為 40 除以 70，也就是 57％。特異性越高，則診斷錯誤機會便越少。

然而，腫瘤指標在應用上有兩個常見的限制：其一是非腫瘤疾病也會使腫瘤指標升高；其二是即使已有特定腫瘤，也並非每一位患者的腫瘤指標都會升高。

現今各式各樣的腫瘤指標尚無法在敏感度或特異性上都達到令人滿意的程度，例如：一般常用 PSA 作為篩檢攝護腺癌的工具，但 PSA 升高也可能來自於良性攝護腺腫大，或是用 CA-125 來篩檢卵巢癌，但其敏感度和特異性都不夠高，目前仍無法作為良好的篩檢工具。

此外，有些腫瘤指標只和單一種特定的腫瘤有關，有些指標則和兩種以上的腫瘤有關。目前還沒有一種特定指標可適用於所有的腫瘤疾病，許多腫瘤疾病也還沒有相對應的指標可用。所以，民眾在理解癌症篩檢結果的腫瘤指標數字時，需記得上述的這些限制，若檢查出腫瘤指標升高時，也不用太緊張，應該和腫瘤科醫師討論，再決定後續的檢驗及檢查是否必要。

常見腫瘤指標及其臨床相關疾病

腫瘤指標	相關之惡性腫瘤	相關之疾病
Alpha-fetoprotein（AFP）	肝癌、生殖細胞癌	肝炎、肝硬化、絨毛膜疾病、懷孕
CA 15-3	乳癌、卵巢癌	卵巢囊腫
CA 19-9	胰臟癌、膽道癌、胃癌	胰臟炎、潰瘍性結腸炎、發炎性腸道疾病
CA-25	卵巢癌	卵巢囊腫、子宮內膜異位、肝硬化、腹膜炎、胰臟炎
Carcinoembryonic antigen（CEA）	大腸直腸癌、乳癌、肺癌、胰臟癌	肝炎、胰臟炎、抽煙、慢性阻塞性肺病
Cytokeratin fragments 21-1	肺癌	肺炎、結核菌感染
Prostate-specific antigen（PSA）	攝護腺癌	良性攝護腺肥大、攝護腺炎、尿液滯留

想了解與腫瘤相關的病理報告？

- **參見功力增強 3**（P.257）：病理報告常見的醫學用詞。

PART 2

✤

防癌抗癌的迷思與解惑

　　癌症一直高居國人死亡原因的首位，因此民眾對於跟癌症有關的訊息都表現高度的關心，網路的發達讓資訊的取得變得方便又及時，但民眾也常常難以分辨訊息是否正確，台灣癌症基金會的「癌友關懷教育中心」由醫師、腫瘤護理師、營養師、社工師、心理諮商師組成專業諮詢團隊，回答民眾及癌友或家屬有關癌症預防、癌症治療及癌友照護相關問題，以下是諮詢服務中最常見的有關防癌、抗癌的迷思。

「防癌」迷思與解惑

◎ 迷思 1：帶有癌症基因，遲早一定會罹癌？

　　事實是：癌症的成因複雜而多元，基因和遺傳大概只佔了 5～10％，後天環境和生活型態的影響還是扮演比較重要的角色，因此養成低脂、高纖、多蔬果的均衡飲食習慣、規律運動、維持理想體重，加上遠離菸害及戒檳榔，可降低 60～70％的罹癌風險。

　　雖然帶有癌症高風險基因的人，會比一般人更容易因為後天環境的誘發而罹患癌症，例如：帶有 BRCA1 基因，的確會增加罹患乳癌的風險，但並不代表帶有這種基因就一定會得乳癌。因此對於帶有此基因的婦女，落實健康的生活型態更形重要，而且還要從遠離乳癌的危險因子，像避免體重過重或肥胖、晚婚、不

生育、未曾哺乳等來預防乳癌的發生，當然定期篩檢更不可少，因為透過篩檢可以早期發現，早期治療，獲得最好的治療成效。

◎ 迷思2：「酸性體質」容易引起癌症？

事實是：健康人的血液 pH 值介於 7.35 ～ 7.45 之間，屬弱鹼性。身體藉由血液、呼吸及腎臟三大系統進行調整，讓身體處於酸鹼平衡的狀態。當血液 pH 值低於 7.35，即為「酸中毒」，代表身體調節功能出了問題，像是糖尿病患的酮酸中毒、腎臟疾病的代謝性酸中毒、呼吸酸中毒等就屬於這些情況。

反之，如果血液的 pH 值高於 7.45，則是「鹼中毒」，酸鹼中毒多由於疾病所導致，並非因為血液過酸或過鹼而導致疾病，也不可能因為進食的食物是屬於酸性或鹼性而改變血液的酸鹼度，所以醫學上並沒有將體質以酸鹼性來區分的說法，因此也就無法對酸性體質是否會容易引起癌症有進一步的解釋或研究。

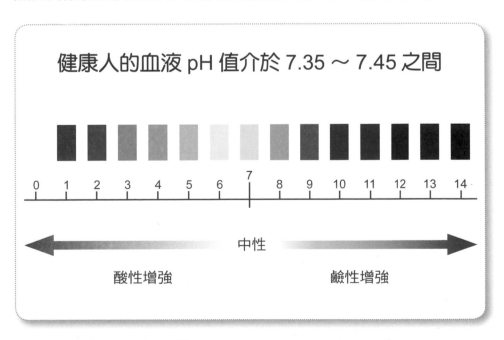

健康人的血液 pH 值介於 7.35 ～ 7.45 之間

中性

酸性增強　　　　　鹼性增強

從營養學的角度來看，食物是有酸性食物和鹼性食物的分法，當食物中的礦物質陽離子（鉀、鈉、鈣、鎂、鐵）多於陰離子（磷、氯、硫）時，就歸類為鹼性食物。要了解食物的酸鹼度，需將食物燒成灰加水溶解，用石蕊試紙測試。

動物性食物如肉類、魚類、蛋、五穀雜糧、精緻澱粉、豆類、花生、辛香料及李子等歸類為酸性食物；牛奶、蔬菜、水果等植物性食物則多為鹼性食物；而鹽、油、咖啡、茶、冰淇淋、巧克力等屬於中性食品。食物的酸鹼性和口感無關，並非吃起來酸酸的就是酸性食物，例如：檸檬味道是酸的，但卻屬於鹼性食物。

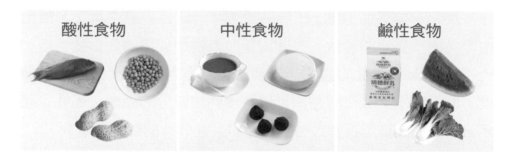

無論是屬於鹼性食物的蔬果類還是屬於酸性食物的肉類，都要均衡攝取，並且要選擇好的種類及營養密度較高的食物，像是全穀根莖類就可以選擇五穀類取代精製白米，以全麥吐司取代白吐司；蛋白質部份可選擇優質蛋白質像是魚肉、黃豆製品、雞蛋、瘦肉，減少紅肉及加工肉品，如香腸、火腿、臘肉等的攝取；蔬果部份，則盡量選擇當季的新鮮蔬果，不但價格便宜、農藥較少、營養價值也比較高，且富含多種維生素、礦物質、植化素等營養成分。

唯有落實「低脂、高纖、多蔬果、少紅肉」的防癌飲食，才能遠離癌症的威脅。

◎ 迷思 3：吃素的人比較健康，比較不會罹癌？

　　事實是：相較於葷食者，素食者攝取較多的植物性食物，其植化素、纖維質、維生素 A、C、E 等抗氧化物的攝取較多、飽和脂肪也較低，根據美國 2012 年基督復臨安息會教友的研究（Adventist Health Study 2）追蹤了 69,120 名受訪者飲食攝取與癌症發生率關係，研究結果發現茹素者的癌症整體發生率顯著低於葷食者 8％，而胃腸道癌症發生率亦顯著低於葷食者。尤其是全素者因為受限於食材，有營養不良或營養不均衡的狀況，也可能造成對健康的危害，因此素食者更應該注意食物的選擇及搭配。

　　在營養門診中，素食者常見的貧血問題，即是肇因於維生素 B12、鐵質的缺乏，因為維生素 B12 多存在於肉類、蛋類與奶類，瘦肉（尤其紅肉）、蛋黃則富含鐵質，素食者因為不吃動物性食材，而容易缺乏這兩種營養素。

　　此外，植物類食材本身多半味道清淡，坊間一些專為素食者開設的餐館為滿足味蕾，往往在料理時添加油脂、糖、鹽及食品添加劑等調味，或以油煎、炸方式來提升口感，故茹素者罹癌也不乏所聞。

● 素食者如何選擇蛋白質？

　　素食者的蛋白質選擇，就營養價值而言，植物中所含的蛋白質多為「部分完全蛋白質」，缺乏部分胺基酸，長期可能影響生長發育，導致身體修復遲緩、營養不良、貧血等問題。因此，建議素食者依兩大要點加強補充：

1. **選擇高生物價蛋白質食物**：例如：豆類（黃豆、毛豆、黑豆、皇帝豆和扁豆等），或豆製品（如豆腐、豆漿、非油炸豆包和

豆乾等）作為主要蛋白質來源，而仿葷加工品及麵製品，由於可能含有較高的油脂、糖和鹽等調味，建議避免或減少使用。

2. **善用蛋白質互補法**：將豆類製品與穀類製品一起食用，例如：全麥饅頭＋豆漿、五穀米＋豆腐、米漿＋豆漿；適當的食物搭配，就能攝取到完整的蛋白質及均衡的營養。

●素食者容易缺乏的營養素

素食者特別容易缺乏的營養素主要是存在於肉類、奶類的維生素 B12、鐵質、鈣質、維生素 D 等 4 大類營養素。

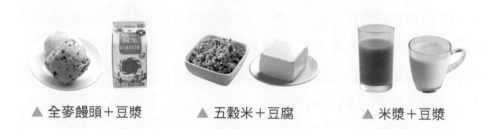

▲ 全麥饅頭＋豆漿　　　▲ 五穀米＋豆腐　　　▲ 米漿＋豆漿

營養素	成分與功效
維生素 B12	主要存在於動物性食物中，負責人體神經傳導功能及紅血球製造，一旦缺乏則容易導致巨球性紅血球貧血。一般人可從內臟、魚肉、蛋奶類食物中獲取，而素食者因為不吃動物性食材，在來源受限的情況下，尤其是全素者最容易缺乏這類營養素。

● **建議補充方式**：建議全素者若因特定原因無法食用蛋奶素，可於日常飲食多攝取海藻類食物、發酵黃豆製品，例如：味噌、天貝等食物。

營養素	成分與功效
鐵質	鐵是組成人體血紅素與肌紅素的重要成分之一，也是幫助氧氣在體內運送的關鍵角色。人體對於鐵質的吸收利用，主要可分為：「非血基質鐵（Non-Heme Iron）」與「血基質鐵（Heme Iron）」兩種型態。 其中，動物性蛋白質內的含血基質鐵，較容易被人體消化吸收，而素食者主要的鐵質來源為天然植物中的非血基質鐵，相對較不易被消化吸收，其吸收率約 5% 左右，且易受到腸道環境、其他食物等因素干擾而影響吸收。若長期鐵質攝取不足，不僅容易使疲憊、暈眩等不適問題找上門，更會造成免疫力下降。

● **建議補充方式**：茹素者可多攝取紫菜、紅莧菜、黑芝麻、紅豆、黑豆、紅鳳菜等含鐵量豐富的蔬菜，並於飯後攝取維生素 C 含量高的食物，加強鐵質的吸收。

營養素	成分與功效
鈣質	長期吃全素者容易鈣質缺乏。老年人缺乏鈣質，容易骨質疏鬆造成骨折；小孩缺乏鈣質則容易影響骨骼、牙齒生長發育。因此，建議老年人和兒童可選擇蛋奶素取代全素。

● **建議補充方式**：素食者常見的高鈣食物為奶類、起司、豆腐、深綠色蔬菜、黑芝麻等。另外，平時減少碳酸飲料或高鹽分醃製加工品的攝取，也能避免影響鈣質吸收。

207

營養素	成分與功效
維生素 D	維生素 D 在肝臟和腎臟的轉化下，能作為一種激素調節鈣和磷的吸收，促進骨骼的生長和重構。但維生素 D 主要存在於奶類、奶製品中，素食者若不吃奶製品、又不曬太陽，就可能造成維生素 D 缺乏，引起鈣、磷的吸收不良，導致骨質無法正常生成。再者，蔬食中的纖維、植酸與草酸，也容易降低鈣質吸收，需特別注意。

● **建議補充方式**：適度食用乾香菇就是不錯的選擇，研究發現經太陽照射後，香菇的維生素 D 含量將增加為原來的 2 ～ 3 倍。每日外出曬太陽 15 ～ 20 分鐘，也有助於促進體內維生素 D 的吸收。

◎ 迷思 4：飲食應盡量清淡，最好都不要吃油脂？

事實是：油脂是維持人體正常機能重要的營養素之一，可提供必需脂肪酸，用以建構細胞膜及脂蛋白、維持皮膚正常狀態，同時油脂可以幫助脂溶性維生素吸收、提供熱量、增加飽足感及增添食物風味、促進食慾功能，因此適量攝取油脂是必須的，但要選擇好油，避免氫化油或飽和脂肪酸含量高的動物油、椰子油和棕櫚油。

食用油脂依脂肪酸結構與比例的不同，可分為飽和脂肪酸、單元不飽和脂肪酸以及多元不飽和脂肪酸。飽和脂肪酸在室溫下呈固體狀，

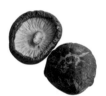

不飽和脂肪酸在室溫下為液態狀。常見的飽和脂肪酸為豬油、牛油等動物油、椰子油及棕櫚油，不飽和脂肪酸為花生油、芝麻油、葵花油、紫蘇油等植物油。

不飽和脂肪酸又可分為單元不飽和脂肪酸和多元不飽和脂肪酸，前者以 ω-9、後者以 ω-6 和 ω-3 不飽和脂肪酸最為重要，其中 ω-6 和 ω-3 人體無法自行合成必須從食物中攝取。ω-3 主要的食物來源包括深海魚類（如鮭魚、沙丁魚、鯡魚）、亞麻籽油、南瓜子。

食用油中黃豆油、玉米油、葵花籽油的 ω-6 較高，而亞麻籽油、紫蘇油、芝麻油則是 ω-3 較高。飲食中 ω-3 和 ω-6 脂肪酸攝取比例建議落於 1：4 ～ 1：2 間。由於 ω-3 油脂不耐高溫烹調，建議平時家中可準備小容量、不同的植物油品，依據食物種類及烹飪方式替代使用。

除此之外，每日油脂攝取量建議為總熱量的 30％以內，若一天攝取 2,000 大卡，則油脂攝取量則應控制在 66 公克以內。脂肪吃的少不如吃的巧，任何油脂吃過量對健康皆會有不良影響，肉類建議選擇低脂肉品，烹調方式以蒸、煮代替油炸，再加上規律運動，如此才能維持健康。

◎ 迷思 5：喝紅酒有預防癌症的效果？

事實是：紅酒中含有大量的多酚物質「白藜蘆醇」和「單寧」，這兩種成分具有明顯的抗氧化和抗癌的效果。紅葡萄酒的顏色來自葡萄果皮的花青素，是天然的植物色素，也是一種強而有力的抗氧化劑，能夠保護人體細胞免於受到自由基的傷害，因為自由

基引起的細胞損傷可能導致癌症的發生。

紅酒富含植化素、抗氧化物質、維生素、礦物質等物質可以增加體內對「多環芳香烴（PAHs）」的代謝產物「羥基芘」的排除。多環芳香烴是一種環境污染物，在空氣、土壤、水和食物等到處都有，最常在未充分燃燒的燃料及有機物質下產生；車輛排放的廢氣和香菸的煙霧中也含有 PAHs；烘焗和燒烤等烹煮方法會增加食物中的 PAHs 含量，尤其是燒焦食物含量較多，因此愛吃燒烤肉類的人可能會攝入較多的 PAHs 有毒物質。

有研究指出飲用紅酒有預防心臟病、失智症、帕金森氏症等效果，但飲用紅酒絕不是預防疾病唯一推薦的方法。其實這些疾病的危害風險取決於生活習慣、家族遺傳、環境污染、精神壓力等多重因素，英國政府 2016 年公布所有酒類都有致癌風險，美國國家癌症研究院則指出，紅酒含有酒精，而酒精代謝物乙醛也是一種致癌物，因此不建議藉由喝紅酒來預防癌症。

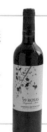

● 正確飲用方式：紅葡萄酒的酒精含量約在 12％左右，建議女性每天不宜超過 150 毫升，男性不宜超過 250 毫升。除了紅酒外，飲用帶果皮的紅葡萄汁也能攝取到抗癌的多酚物質「白藜蘆醇」和「單寧」。

◎ 迷思 6：紅鳳菜有肝毒性？

事實是：網路上謠傳紅鳳菜含有吡咯裡西啶生物鹼（PAs），具有肝毒性會導致肝癌，建議大家不要食用這種野菜？！另外，也有謠傳紅鳳菜只能中午吃，不能晚上吃？！繪聲繪影引起不少民眾恐慌！

事實上，吡咯裡西啶生物鹼（PAs）普遍存在於各種植物當中，常見的食物像是蜂蜜、茶葉、內臟等，目前實驗中未發現紅鳳菜有明顯毒性，正常食用並不會中毒，民眾可安心食用。目前世界衛生組織國際癌症研究機構（International Agency for Research on Cancer, IARC）也未證實紅鳳菜與肝癌的關係，紅鳳菜沒有被列為致癌物。

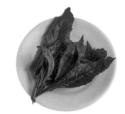

> ● **最佳食用時機**：網路上謠傳紅鳳菜不能晚上吃，不能補血還會吸血？其實這些都無科學根據，紅鳳菜是屬於涼性，若是體質較寒的民眾可以使用薑、麻油去炒，就能改變其屬性，晚上也能安心食用。

紅鳳菜的營養價值

紅鳳菜六大類食物當中屬於蔬菜類，每 100 克含有 22 大卡熱量、2.1 克蛋白質、0.4 克脂肪、3.5 克碳水化合物、2.6 克膳食纖維、312 毫克礦物質鉀、122 毫克鈣、6 毫克鐵、富含維生素 A、植化素 β-胡蘿蔔素、花青素，適合需要高纖維、高鐵質的民眾，像是產婦、缺鐵性患者、慣性便秘者。

建議每天均衡攝取六大類食物，並符合蔬果彩虹 579 原則，不同顏色的蔬果含有不同抗氧化的植化素，紅鳳菜含有花青素、β-胡蘿蔔素，可以幫助抗氧化及保護視力，是葉菜類的其中一種好選擇。

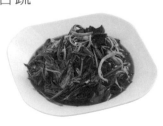

◎ 迷思7：乳房纖維囊腫是乳癌前兆？

事實是：乳房纖維囊腫是體內荷爾蒙的分泌改變所引起的乳房組織變化，並非真正的病理變化，好發於30至50歲的女性，最大的特徵是乳房疼痛，觸診時有大小不一的結節，通常在月經來之前的疼痛症狀最明顯，且腫塊會變大，常是兩側性且多發、併有悶痛及脹疼壓痛感。

乳房纖維囊腫並不會增加得到乳癌的機率，但是有囊腫的婦女如果有乳癌的家族史、腫塊異常增大或增多，則較容易惡化為乳癌，想要預防乳癌的發生，就應定期接受追蹤檢查，若懷疑有惡性可能時，最好進一步接受乳房組織切片檢查。

◎ 迷思8：穿胸罩會壓迫乳房導致乳癌的發生？

事實是：穿著胸罩最主要的功能在於支撐乳房以減緩乳房組織的鬆弛下垂，同時減少乳頭與衣服之間的摩擦，讓乳房可以均衡受力，有助於血液循環的暢通。但長時間穿戴胸罩確實不利於乳房保健，如果胸罩的透氣度不佳，很容易造成對乳頭的刺激而有發癢或濕疹的情況，導致皮膚過敏。美國國家癌症研究院（National Cancer Institute, NCI）及美國癌症協會（American Cancer Society, ACS）都認為到目前為止並沒有足夠的科學證據證明穿胸罩會導致乳癌。

胸罩正確穿戴方式

但穿戴胸罩仍有必要的，關鍵在於選擇合適的胸罩，而且穿戴時間不宜太長。台灣天氣

濕熱，加上胸部皮膚比較細緻敏感，建議穿著透氣度佳的胸罩，每天的穿著時間最好不超過 12 小時。若穿馬甲型的緊身內衣，最多不要超過 8 小時，便應改穿寬鬆舒適的無痕內衣讓胸部放鬆，並搭配能舒緩淋巴系統的按摩，以改善胸部的循環。

◎ 迷思 9：使用腋下止汗劑會導致乳癌的發生？

事實是：止汗劑中的活性成分主要是鋁基化合物（Aluminum-based compounds），這些化合物在汗管內形成暫時的「塞子」，以阻止汗液流向皮膚表面，腋下止汗劑因為常塗抹在乳房附近的皮膚，可能會被皮膚吸收，因其具有類似雌激素的效應，而被認為有可能因此促進乳癌細胞的生長。

根據一篇發表於美國國家癌症研究院期刊的研究，收集了810 位乳癌患者和 793 位健康女性，比較她們使用止汗劑的情形，結果發現止汗劑的確會改變人體的細菌生態，但並不會增加乳癌的發生率。美國國家癌症研究所（National Cancer Institute, NCI）和美國食品藥物管理局（Food and Drug Administration , FDA）都表示截至目前為止並沒有明確證據證實使用腋下止汗劑會增加罹患乳癌的風險。

◎ 迷思 10：使用手機會增加腦部惡性腫瘤的發生？

事實是：手機因為會發出一種被稱為射頻波（Radiofrequency waves，RF）的能量，所以很多人擔心使用手機是否會增加腦部腫瘤或其他頭頸部癌症的風險。美國癌症協會認為兩者的因果關係，需要更進一步的研究才能證實。美國疾病管制局（Center for Disease Control and Prevention, CDC）也指出，目前為止還沒有科

學證據確定手機的使用會導致癌症的發生。2015 年歐盟健康風險科學委員會也認為，整體而言，手機射頻電磁波的流行病學研究，並沒有顯示會增加腦部腫瘤或頭頸癌的風險。

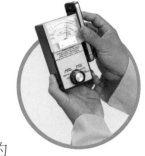

由於癌症的發生通常是長期暴露在致癌因子後才會形成，手機的使用至今大概已經 20 年多了，所以也不能排除尚未出現的對健康不利的風險，所以還是建議儘量透過使用耳機和減少手機使用的時間來降低對健康可能的危害，特別是對成長中的兒童更要特別注意。

▲ 使用電磁波檢測器，可以知道隱形的電磁波強度。

「抗癌」迷思與解惑

◎ 迷思 1：「糖」會滋養癌細胞生長？

事實是：首先必須分辨清楚：糖（如汽水、蛋糕、糖果等）不等於醣（如全穀根莖食物、蔬菜、水果）。「醣」又稱為碳水化合物，一般常聽到的澱粉、糖和纖維等都屬於碳水化合物家族。

人體攝取碳水化合物食物後，經過腸子分解吸收後形成葡萄糖（醣類最小單位，也是人體腸道可吸收的形式）讓身體利用，當血糖增加時，胰臟會分泌胰島素來促進葡萄糖進入肝臟、肌肉等細胞內利用或轉化儲存。但當胰島素分泌越來越多時，肝臟會產生「類胰島素生成因子（IGF-1）」來幫助細胞利用糖分。內分泌醫學研究中發現 IGF-1 也是癌細胞最喜歡的促進生長激素，導致癌細胞快速生長、擴散。

▲ 糖份會增生癌細胞的風險。

　　所以在抗癌過程中，建議盡可能選擇低升糖指數的全穀類食物（糙米飯）來取代高升糖指數食物（麵包、白米飯等），以降低胰島素及 IGF-1 的分泌。曾有研究指出，限制碳水化合物（選擇全穀類而非精緻澱粉）可降低結腸直腸癌及乳癌等癌症的復發風險。

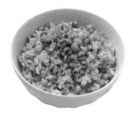

▲ 糙米飯可以降低胰島素及 IGF-1 的分泌。

　　不論健康細胞或者是癌細胞，都需要將食物消化後轉化成單糖（葡萄糖）來幫助細胞的生長和運作，而健康細胞和癌細胞使用糖的路徑不同，癌症病人如果完全減少碳水化合物的攝取，只會餓到健康細胞，使得肌肉及脂肪大量減少，導致體重減輕、體力虛弱，無法完成療程，但癌細胞卻仍可透過其他代謝路徑繼續存活。

　　綜合以上得知，維持胰島素的恒定才是關鍵，有三種營養素可以恆定胰島素分泌：蛋白質、脂肪與醣類，在攝取含醣食物的同時，應配合攝取含蛋白質的蛋、豆、魚、肉類，可以避免胰島素分泌太快且多。

　　含糖食物本身不會促進細胞增生（包括正常及癌細胞），但是過量的胰島素會增加癌細胞增生的風險，癌症病人應避免「單獨吃」糖份很高的甜食，要適量搭配穀類、蔬菜、水果、奶製品一起食用，恆定胰島素的分泌，才能維持體內營養素的平衡。

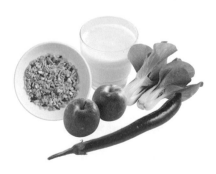

▲ 攝取穀類、蔬菜、水果、奶製品，可以維持體內營養素的平衡。

● **正確攝取方式**：建議一般民眾每日精製糖類攝取勿超過一天總熱量的5%。而治療中或康復的癌友，盡量減少精緻糖攝取，選擇全穀類的碳水化合物食物，以維持熱量及補充到天然植化素及抗氧化物。

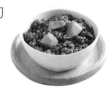

　　而對於食慾不振的癌友來說，可選擇營養密度較高的蛋白質點心，例如：雞蛋布丁、紅豆豆花等，並建議選擇低升糖指數食物，像是以蔬菜和未精製的全穀根莖類取代糕餅、白米、麵包等，並減少精製糖的攝取，例如：含糖果汁、市售飲料、甜點蛋糕類。

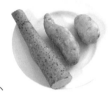

◎ 迷思2：吃太營養會讓癌細胞增長，所以不要吃太好，甚至採斷食療法，就可以餓死癌細胞？

　　事實是：這是一般癌症病人及家屬最常見的錯誤觀念，他們認為不要吃得太營養，讓癌細胞沒有能量再繼續分裂，甚至可使癌細胞而餓死。

　　癌細胞會分泌特別的化學物質改變身體對營養的利用與吸收，而且癌細胞還會加速身體組織的消耗，使人疲勞及虛弱，因此容易發生體重下降的情形。根據 Dews 等學者利用 Harries-Benedict Equation 計算癌症病人熱量需求，所需熱量為正常人的1.5 倍。倘若病人自身的營養狀況不理想，很容易因營養不良造成免疫力下降、導致預後不佳，甚至降低存活率。

　　不少癌症病人，想要「餓死癌細胞」，最後卻是餓死自己，臨床上約有 20%～ 40%的病人，不是被癌症打敗，而是死於營

養不良。因此癌症患者應均衡飲食，維持體重，注重足夠熱量、碳水化合物、蛋白質及脂質的攝取比例，在治療期間建議與營養師密切討論飲食與體重的變化，有好的營養狀態才能維持好的生活品質，並有助於達到最佳的治療效果。

◎ 迷思 3：癌症治療期間不能吃紅肉？

事實是：治療期間攝取足夠的熱量與蛋白質是很重要的，除了因應癌症伴隨的高能量代謝外，在治療期間組織修復、重建及免疫力的維持也都需要較高的營養攝取，尤其是蛋白質。蛋白質普遍存在於各種食物中，包括動物性與植物性蛋白質，而動物性蛋白質較為完整，且吸收和身體利用率也優於植物性蛋白質。

紅肉即為高生理價蛋白質且含有重要的微量營養素，如 B 群維生素、鐵質（游離鐵與血基質鐵）和鋅，在治療期間的癌症病人常伴隨有白血球低下、貧血等副作用，若再加上食慾不振，則可能因此導致營養不良，故治療期間可適量攝取低脂紅肉，約每日 2 份（70 公克）以改善白血球低下、口腔黏膜破損、貧血及減少治療期間的疲憊感。

此外，紅肉應避免以煎、烤和炸等高溫烹調，研究發現高溫烹調（180℃～ 300℃）後的紅肉，較白肉容易生成致癌物質「異環胺」及「苯并芘」，因而促進身體發炎反應，提高乳癌和結腸直腸癌的發生或復發機率。

根據世界癌症研究基金會（World Cancer Research Foundation, WCRF）建議紅肉一週攝取量以不超過 500 公克（一日

約 70 公克內）並選擇低脂部位、避免攝取加工
製品（如火腿、培根、臘腸等），與黃豆及其
製品、魚、白肉替換食用；此外，除了控制份量
外，也應避免以高溫煎、烤和炸方式烹飪，以避
免攝取到過多致癌物而增加癌症發生或復發的風險。

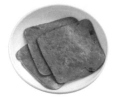

◎ 迷思 4：癌症病人應該不要吃肉，最好改成生機飲食？

事實是：癌症病人由於體內組織蛋白容易流失，加上在治療期間需要蛋白質提供體內組織修復、重建及免疫調節作用，因此攝取足夠熱量、蛋白質，以維持體重及避免蛋白質的消耗成為癌症病患的重要課題。

蛋白質存在於各種食物，包括動物性與植物性，動物性的蛋白質為較完整，可以提供必需胺基酸作為組織建構；而植物性的蛋白屬性較不完整，會有某些必需胺基酸的不足。因此我們才需均衡攝取各類食物，以達到營養上互補的作用。所謂「限制胺基酸」就是存在某種食物中含量最少的胺基酸，若某種胺基酸不足時，則易影響蛋白質的吸收效率且營養價值也會受限。參考如下：

食物互補示意圖

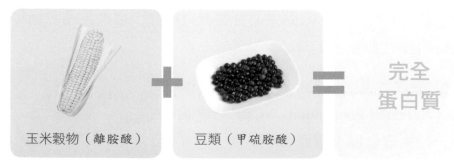

玉米穀物（離胺酸）　＋　豆類（甲硫胺酸）　＝　完全蛋白質

食物種類	限制胺基酸	含量豐富的胺基酸	互補食物 蛋白質互補作用
● 五穀根莖類（如白米、糙米、燕麥片） ● 玉米片	離胺酸、色胺酸	離胺酸、甲硫胺酸	大豆（黃豆）動物性食物
● 豆類（如黃豆、紅豆、黑豆）	甲硫胺酸、色胺酸	離胺酸、甲硫胺酸	五穀根莖動物性食物
● 堅果（如杏仁、胡桃、腰果、花生）	離胺酸、甲硫胺酸、色胺酸	離胺酸、甲硫胺酸	動物性食物

　　大多數的人所認知的生機飲食多以五穀雜糧、一些堅果類及新鮮蔬果為主，強調提高生食比例及將蔬果打成果菜汁飲用，作為癌症療程中的飲食輔助。原則上並不建議癌症病人採取生機飲食，因為只吃五穀雜糧與蔬果，蛋白質易攝取不足，甚至一天的總熱量也會不夠，如此就會導致營養失衡。

　　尤其在化療期間的癌友，若白血球低下時，更不建議生食，此時免疫力功能下降易受到感染，因此水果應削皮食用；蔬菜及肉品要煮熟，除了五穀類、新鮮蔬菜水果外，也應均衡攝取營養豐富含優質蛋白的奶、蛋、魚及肉類，以符合化療期間的營養需求。

◎ 迷思5：兩隻腳的肉類最毒，如雞肉、鴨肉、鵝肉，這些食物盡量不要吃？

　　事實是：就營養價值的觀點，肉類含有豐富的鐵質、磷、維生素B12、鋅、維生素B1的營養價值，沒有種類好壞的分別，也沒有那一種肉類比較毒的說法。以脂肪酸的種類來看，白肉如

家禽（如雞肉、鴨肉、鵝肉）及魚類的飽和脂肪酸含量比紅肉（如哺乳類的牛、豬、羊）來的少，因此在心血管的硬化危險程度比紅肉低。

癌症病人體內代謝呈現耗能狀態，因此足夠熱量、蛋白質及均衡的攝取各類食物才能維持良好營養，有助療程的完成。肉類食物沒有分好或壞，應均衡足量攝取，避免某些必需胺基酸的缺乏。

下表為對癌症病人所需的重要營養素之功能：

營養素	生理功能
鐵	●製造血紅素的原料。 ●粒腺體製造能量的酵素原料，幫助攜帶氧氣與電子。
磷	●磷是骨骼和牙齒的構成材料之一。 ●保持人體內代謝平衡，在調節能量代謝過程中發揮重要作用。 ●生命物質核苷酸的基本成分。 ●參與體內的酸鹼平衡的調節及參與體內脂肪的代謝。 ●磷缺乏可以出現低磷血症，引起紅血球細胞、白血球細胞、血小板的異常，軟骨病。
維生素 B12	●是唯一含有主要礦物質的維生素。 ●主要來源是動物性食物，如動物肝臟、牛肉、豬肉、蛋、牛奶、乳酪。 ●幫助葉酸再生，葉酸幫助核酸合成，也是造血的原料。 ●若缺乏會產生惡性貧血。
鋅	●鋅不足會出現淋巴球數量低落、血中免疫球蛋白降低。 ●維持味覺功能與促進食慾。 ●幫助傷口癒合。 ●活化酵素的功能。
維生素 B1	●保護神經系統。 ●促進腸胃蠕動。 ●主要來源為：動物性（肉類、肝臟）；植物性（穀類，尤其是粗糧、大豆）。

◎ 迷思６：蝦、蟹、芒果與茄子比較毒，不適合癌症病人吃？

事實是：蝦、蟹是屬於海鮮類，海鮮類食品含有豐富的蛋白質，但普林含量較高，對於痛風患者不適合大量攝取。

對於癌症患者，肉類、蝦蟹屬於優良蛋白質，可以適量食用，但應注意其新鮮度，若新鮮度不足或腐敗，則易有組織氨產生而易導致過敏現象。芒果與茄子屬於水果與蔬菜類的保護性食物，提供身體微量營養素，且具抗氧化能力，除了芒果與茄子外也應均衡攝取各類蔬果。蔬果富含各類植化素，人體本身無法製造，必須從食物中獲取。

近年來科學家已發現植化素具有抗氧化及提升人體免疫力的功效，因為每一種顏色的蔬果所含的植化素都不一樣，所以應該多種顏色，多樣化的攝取，並且吃到足夠的份數，才能達到防癌、抗癌效果。

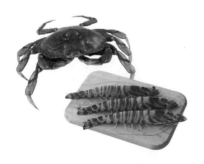

▲ 蝦、蟹是屬於海鮮類，但普林含量較高不適合大量攝取。

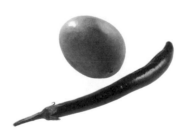

▲ 芒果及茄子，可提供身體微量營養素，具有抗氧化能力，應均衡攝取。

◎ 迷思7：癌症病人要多進補，以避免發生營養不良？

　　事實是：癌症病人只要吃得下就儘量吃，以均衡飲食為原則。若能維持理想體重以及良好營養，進補不一定必要，坊間流傳的進補多為大補，食物來源多為高蛋白質（例如：雞肉、排骨等）並加入昂貴的中藥材，由於中藥材成分有可能會與化療或其他治療中的藥物互為加乘或相抵作用，所以在選用前最好跟主治醫師與專業中醫師討論以評估是否適當。

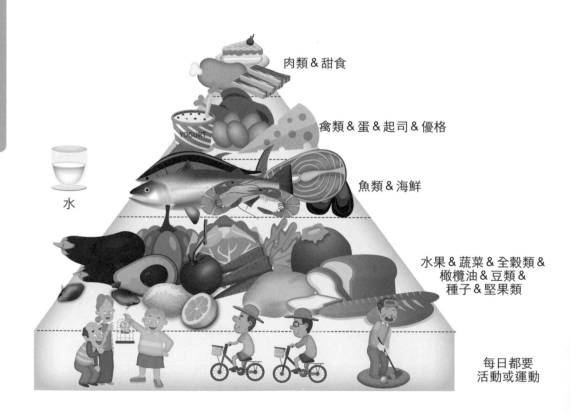

肉類＆甜食

禽類＆蛋＆起司＆優格

魚類＆海鮮

水

水果＆蔬菜＆全穀類＆
橄欖油＆豆類＆
種子＆堅果類

每日都要
活動或運動

◎ 迷思 8：癌症病人都會營養不良，應該補充「健康食品」來維持體力？

事實是：癌症病人若能以均衡飲食為基礎，維持理想體重，就不會發生營養不良。

建議癌症治療期應配合醫師處方，當胃口不佳或體重有下降趨勢時，建議與營養師討論不同飲食的搭配方式，維持良好營養才能接受更積極的治療，補充健康食品只能作為輔助。由於某些健康食品成分可能與西藥產生加成或抵消作用，購買前請諮詢醫師是否恰當。

食物或健康食品成分	影響藥物	可能作用
葡萄柚汁（柚子汁）	部分免疫抑制劑	增加藥品副作用
	鈣離子阻斷劑	增加藥品副作用
	標靶治療劑（Lapatinib）	增加藥品副作用
	化療劑（Etoposide）	影響藥物吸收減低藥物效果
丹蔘、銀杏、當歸、甘菊茶、維生素、維他命 E（＞ 400IU）、蜂王乳、蔓越莓汁	抗凝血劑	增加出血風險
魚油、銀杏	阿斯匹靈（Asprin）	增加出血風險

※ 所有口服藥物以開水吞服最理想。

另外，根據行政院衛生福利部健康食品管理法，目前有 13 項為主管機關所認定之「保健功效」，包含：（1）護肝（2）抗疲勞（3）調節血脂（4）調節血糖（5）免疫調節（6）骨質保健（7）牙齒保健（8）延緩衰老（9）促進鐵吸收（10）胃腸功能改善（11）輔助調節血壓（12）不易形成體脂肪（13）輔助調整過敏體質。

產品若要訴求以上任何一項保健功效，均須以科學方法驗證，並由主管機關審查後始能稱為「健康食品」，也才可以在產品上標示「健康食品」字樣與小綠人標準圖樣。癌症病人若要選擇健康食品最好事先與醫師討論，並選擇有保障的產品。

◎ 迷思 9：乳癌或卵巢癌病人絕對不能碰豆類製品，所含的植物荷爾蒙會刺激癌細胞生長？

事實是：天然的大豆食物（如豆腐、豆漿及其製品）所含的大豆異黃酮並非雌激素（女性荷爾蒙），其作用僅為女性荷爾蒙的 1/100 ～ 1/1000 而已，並不足以改變體內雌激素的狀態，對於乳癌或卵巢癌病程並沒有影響。但是大豆異黃酮是天然的抗氧化物質，除了可以抗氧化之外，還有保護心血管、預防骨質疏鬆及降低更年期不適等作用，對婦女健康助益良多。

比較需要注意的是大豆異黃酮的濃縮萃取物（最常見於健康食品），如果濃度高有可能影響雌激素的變化，應注意攝取量且最好由醫師判斷是否適合食用。

◎ 迷思 10：癌症病人最好使用市售營養配方，才可以避免營養不良？

事實是：均衡的攝取各類食物，維持理想體重，才能真正避免營養不良，對於營養觀念切忌「反客為主」，以為「市售的營養配方」，才是最營養的處方，反而忽略了攝取天然食物的好處。

癌症病人如果能夠自己進食，並且可以吃到夠量的話，仍然應該鼓勵病人以口進食，因為天然的食物除了已知的各類營養素外，還包含了許多未知的微量營養素，而且以口進食還可以增加腸胃的蠕動有助於腸道益菌的產生，儘量多元化的攝取各類天然食物，才是達到營養均衡的王道。

但是如果病人無法咀嚼或吞嚥功能不良，導致營養攝取不足，或有神經性厭食、長期體重過輕等狀況，則可以諮詢營養師選擇合適的營養配方補充品。

PART 3

✿

10 位抗癌鬥士與照護者的經驗分享與啟發

癌症治療成功的因素，除了罹癌期別與是否接受正規而完整的治療外，病人的求生信念、心理狀態及飲食和生活形態的調整，都和預後有明顯而直接的關係。很多癌症病人在獲悉自己罹癌後，都會有不同程度的情緒反應。但是，若病人得到適當的支持和輔導，這對他們的疾病、精神和心理情緒方面都有莫大的助益。因此台灣癌症基金會從 2007 年開始舉辦「十大抗癌鬥士選拔」，期許藉由抗癌鬥士們的經驗分享，鼓勵正與癌症奮戰的病友能充滿勇氣，以樂觀積極的態度接受生命所帶來的衝擊，並且懷抱希望、積極抗癌。

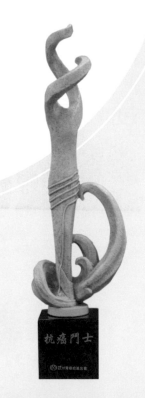

▲ 抗癌鬥士獎座，象徵著癌友堅韌生命力，即使在驚濤駭浪中，仍不畏艱難，昂然挺立，不被擊倒。

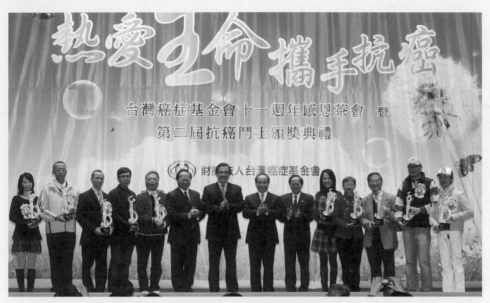

▲ 台灣癌症基金會每年舉辦「十大抗癌鬥士」頒獎典禮，多次由國家元首頒發獎項，鼓勵癌友積極治療、正向面對，即使罹癌，人生依然能耀眼如陽、活出精彩。

　　本單元包含癌友與照顧者共十篇抗癌故事，感謝他們無私的分享，讓我們得以感受罹癌者的心境與經歷，從中得到啟發與勇氣；並且可以從癌友發病前或病程中的相關症狀，審視自己的健康狀況，也建議您從每篇故事後的自我檢查表，來檢視自己是否屬於高危險群，以及早正確預防或做進一步的檢查，讓身體常保健康，避免癌症的發生。

分享 1

癌症帶來的陽光重生

余先生／口腔癌

　　2009 年莫拉克風災來襲，身為職業聯結車司機的我，運用自己工作所長，義不容辭參加災區重建工作，當時一心一意救災，睡眠不足、過度勞累、飲食不定時，口腔出現破洞疼痛，心想是火氣太大，草率地拿成藥止痛，壓根兒沒想到竟是癌症的前兆！直到疼痛影響開車的工作才到醫學院安排切片檢查，醫生宣布我得到「口腔惡性腫瘤第三期」，頓時呆住說不出話，只是恍神聽著醫生囑咐的一切。

　　出了醫院，我獨自跑到海邊，不停的問：為什麼是我？我自認這輩子盡心盡力工作、有能力也去助人，沒做壞事，但為什麼是我？！思緒全亂，心裡甚至浮出乾脆死去好了，但又有一股聲音告訴我，還有家人在家等著我，心念一轉，知道已經無法隱瞞病情，也只能聽從醫生的話馬上住院接受開刀。

　　手術後當我恢復意識時已經在加護病房，只能依賴止痛針克制抽痰的疼痛，整個人昏昏沉沉，孩子用鼻胃管餵我吃飯變成每天最期待的事，因為這是我跟孩子最貼近的時刻。

　　八天後轉到普通病房，一直不敢照鏡子，某天上廁所時瞥見自己的顏面缺損外表，頓時感覺靈魂被抽掉，無法再去思考下一步該怎麼做才好，無意識的過了兩天，情緒起伏很大，無法講話只能支支吾吾的，但沒有人聽得懂，只能動筆交談說出我想說的話。有天醫院社工來說著有一個社福機構可以幫助我，於是我開

始參與陽光基金會的口腔癌病友聯誼活動，看到很多跟我一樣的口友，雖然罹癌卻仍然展現笑顏，讓我很受激勵，也受訓擔任口癌防治宣導義工，向民眾分享抗癌過程、心態的轉變與自己如何照顧現在的身體。

2011 年補皮的臉頰內側出現硬塊，回院檢查竟是復發，需趕緊開刀切除，但當時我正要在園遊會當志工，於是要求醫師將開刀安排在活動後。活動當天心情很複雜又必須強裝無事，但當我想起另一位口友曾經分享：當自己可以做的時候，要做的比別人更好。念頭一轉：對耶！開刀是明天的事，但現在我還能做，何不盡力的做，不讓自己後悔呢？

感謝老天爺讓我活下來，我默默許願：我會更珍惜自己，把握與家人相處的時間；規勸仍在吃檳榔菸酒的同事，希望不要再有人經歷我的痛，也會盡力去幫助更多需要幫助的人。雖然口腔癌讓我容貌改變、吃東西不方便，但也因癌症的這場生死決鬥，讓我轉變心境，變得更融入人群，也活山更精彩的人生。

〈 口腔癌高危險群自我檢查表 〉	是	否
1. 有吃檳榔、嚼菸葉、抽菸或喝酒的習慣？		
2. 有牙齒或假牙會刺激到舌尖、臉頰或牙齦？		
3. 唇、舌頭、雙頰、牙齦有潰爛或白斑持續一個月？		
4. 口腔有不痛或不易癒合的潰瘍？		
5. 曾是口腔癌患者？		

※ 上列問題如有任何一項回答為「是」，即代表為高危險群。
※ 建議遠離菸酒檳榔，並可善用政府提供的「四癌篩檢」服務，進行免費的口腔癌篩檢。

樂觀的心是抗癌良藥

郭先生／肺腺癌

　　我是一個職業大貨車司機，從 2001 年開始一直不停的咳嗽，就醫吃藥也沒好。十年當中，為了生活都跑夜車，南北奔波，到 2010 年身體開始不舒服、常感疲累，在 3 間醫院做了 3 次 X 光和超音波檢查，終於找到肺部的黑點，得知是肺腺癌第四期，從那時就開始住院。

　　化療期間，飯都吃不下，心情非常低落，還好家人是我強大的支持後盾，全家人輪流下班後在醫院陪我睡覺，從沒讓我一個人在醫院獨自過夜，在他們的鼓勵陪伴下，心想一定要活下去！看著隔壁床的人一個一個走掉，自己才體會到人生要怎麼過，最重要的是家人對我的關懷與鼓勵，也才讓我知道人要怎麼轉變心情。

　　其實癌症不是什麼大病，要戰勝病魔是用很大的毅力，醫生曾對我說：「吃不下也得吃，因為要有營養和體力，才能夠對抗病魔。」病人跟醫生要相互配合，治療效果才會更好。生病的這幾年，吃的是少油、少鹽、汆燙為主的食物，菸、酒、檳榔則是從知道病理報告那天就沒再碰了。

　　如今五年了，持續口服標靶藥物治療中，皮膚搔癢的問題，也以正面的態度來面對。現在最喜歡到安養中心演奏薩克斯風給

老人家聽，將快樂的氣氛分享給他們，至今生活很忙但也很充實。鼓勵所有的癌友要勇敢面對，不要向病魔低頭，不要把自己當病人，多運動、作息正常、心情常保持愉快。金錢雖然很重要，但難買親情與健康。

〈 肺癌高危險群自我檢查表 〉	是	否
1. 有肺癌家族病史？		
2. 曾罹患肺結核或其他慢性肺發炎性疾病？		
3. 長期抽菸？		
4. 工作的環境是石棉或纖維工廠？		
5. 長期處在二手菸的生活環境中？		
6. 經常接觸廢氣及工廠煙塵？		
7. 持續性咳嗽（超過三個月以上）？		
8. 咳血或痰中帶有血絲？		
9. 開始吸菸的年齡在 20 歲以前？		

※ 上列問題如有任何一項回答為「是」，即代表為高危險群。

※ 建議有肺部不適的症狀應盡速就醫，避免吸菸和二手菸，以及定期做胸部 X 光檢查，或與醫師討論有無進行低輻射劑量電腦斷層掃描的需要。

找到讓心安放的地方

杜女士／乳癌

19 年前的歲末，第一次感受到一個疾病就這麼無聲無息的烙印在我身上。從來我只把這些訊息當作是遠方來的炮聲：是臺南的伯母得了乳癌、是三伯父過世了…，也能了解到人生本來就離不開生老病死，那都是我們該走的人生歷程。可是臨到自己的身上，才知那已不是遠方的炮聲。那是我的地雷爆了！驚恐的情況讓我慌了，生命是那麼接近盡頭，我還有多少歲月來處理身邊的事？

化學治療是另一個痛苦的開始，一天數十次的腹瀉、聞到藥水味就吐；睡眠也是一大障礙，一天下來只要有連續三小時的睡眠就謝天謝地了。痛苦中的日子過得特別慢，只有在每晚的抄寫經書中，得到短暫的平靜。依據專家統計，第二期的五年存活率是 70 ～ 80％，我祈求老天讓我平安度過五年吧！讓我看到我的孩子大學畢業，讓他們可以獨立生活。感謝老天給了我十多年，這十多年我和一群同病相惜的姐妹一起去病房關心乳癌病友、到各地宣導婦癌防治，生活是那般豐富有重心，真覺得人生的意義就是如此。

沒想到，癌症再次來到我身上，在離上次開刀 17 年兩個月後，發現我的另一側又有乳癌，但我相信我們的醫療，台灣治療乳癌的水準是和世界同步的。也許是腫瘤型態不同，或是年齡大

了許多，副作用的表現完全不同，這次是手腳發麻、持續性發燒和痔瘡，雖然痛苦終究還能度過，只是時間過得很慢，此時才覺得原來過去快樂的日子過得多快呀！

家人的關懷和好友的支持一直是我堅持奮鬥下去的力量，「不管將來迎接妳的是什麼？請帶著陽光般的心情啟程。」看到朋友送我的這句話時，我抬頭仰望窗外的陽光，是啊！一切在心，這顆心決定了該以怎麼樣的態度來面對未來。

罹癌後我在生命轉彎處，看到不一樣的人生風景，而志工的參與，便是走在寬心與醒悟的路上，認清生命的價值，從而找出一條安放心靈之路，更攜手和姐妹同行，讓姐妹們看到生命的希望，走出一條罹癌後的康莊大道。

〈 乳癌高危險群自我檢查表 〉	是	否
1. 家庭中有罹患乳癌者？		
2. 未曾懷孕生產者？		
3. 初經在 12 歲以前或停經在 55 歲以後？		
4. 生活飲食中喜歡攝取過高的脂肪食物？		
5. 過度肥胖或缺乏運動？		
6. 三十歲以後才生第一個孩子？		
7. 曾罹患過卵巢癌及子宮內膜癌？		
8. 任一側乳房得過乳癌？		
9. 乳房切片有不正常細胞增生現象？		

※ 上列問題如有任何一項回答為「是」，即代表為高危險群。
※ 建議常做乳房自我檢查，並可善用政府提供的「四癌篩檢」服務，進行乳房 X 光攝影或乳房超音波檢查。

定期檢查才能正確保肝

何先生／肝癌

7 年前收到衛生局寄送免費的成人健康檢查，當時覺得身體情況不錯，除了有 B 型肝炎之外，沒有其他不適症狀，加上心裡也擔心萬一檢查報告不理想，以後日子就很難過，為了不增加心理壓力，就不想參加。但兒子曾看過一個健檢廣告講的是因為沒有及早發現和治療而失去寶貴生命，所以堅持要我參加，結果抽血檢查胎兒蛋白異常偏高，然後發現 2 公分的惡性肝腫瘤。那一年我 41 歲，殘酷的肝癌診斷似乎準備悄悄奪走我所有的一切。

這麼年輕肝癌就找上門，對我和家人實在是天大打擊，但我除了面對又能如何，我不想也不願在家裡很需要我的時候倒下去。但肝癌是奪命高手，我要戰勝肝癌的機會似乎很低，在沒有經驗的情況下，我不知道抗癌的重點在哪裡，也不知道找有成功經驗的前輩指點方向，更不知癌症生活應如何面對、適應與規劃，對抗肝癌是如此的陌生、無助和痛苦。心想自己得的是絕症，害怕親友關心的壓力，也害怕別人異樣的眼光與議論，所以只有母親與妻兒知道，雖然沒有外援，但全家團結抗癌的向心力就是我最大的靠山與助力，也是我抗癌的最大本錢。

沉澱之後，我心想不能消極對抗，一定要有戰術，於是開始訓練兒女接手我的工作，也讓太太學習與承擔孩子無法負責的部份，要讓家人在失去我時，有能力獨立自主，讓家庭生活可以繼

續正常運作。當我找到解決眼前問題的答案時，心情終於逐漸開朗，答案是我的明天雖然所剩不多，但家人的明天卻是可以長遠，我要用我的黑白人生這支短蠟燭，照亮全家長遠彩色的人生路。

　　與肝癌纏鬥 2 年多後，它惡化了，有顆 3 公分的惡性腫瘤長在血管旁，如果長進血管內，癌細胞就會隨著血液擴散全身。後來我接受肝臟移植手術，由女兒捐贈部分肝臟救我。換肝手術很安全，捐肝者和受肝者在 3 ～ 6 個月內，肝臟可以長回原來的 9 成大小，換肝手術成功，讓我幸運獲得重生。

　　治療及回診期間，我在醫院接觸很多重症肝友，互動中發現很多人以為吃偏方草藥或保健食品就能保肝，沒有對症下藥的藥其實是毒，長時間錯誤的保肝做法反而增加肝臟的負擔，加速肝病的惡化。肝炎患者一定要「定期做完整的肝臟檢查」，這是正確保肝的第一步，可大幅降低肝硬化與肝癌的發生，對肝病預防檢查與治療知識的嚴重缺乏，正是造成肝病病友在台灣的死亡率偏高的主因，所以我加入肝病防治宣導的行列成為關懷志工，這也是我目前最重要最有意義的工作。

〈 肝癌高危險群自我檢查表 〉	是	否
1. 有肝癌家族病史？		
2. 為肝硬化患者？		
3. 為 B 型肝炎帶原者？		
4. 為 C 型肝炎患者？		
5. 常飲酒過量或有濫用藥物？		

※ 上列問題如有任何一項回答為「是」，即代表為高危險群。
※ 建議定期監控肝指數和病毒活性，以及做肝臟超音波檢查。

換個角度就能掌握生命

楊女士／胰臟癌

2009 年我因為胃痛就醫，服藥一陣子後，身體開始出現許多奇怪症狀：月經沒來、背部出現黑色斑點、月亮臉、水牛肩，讓一向愛美的我感到非常害怕。爾後，在服用醫生為了治療胃幽門桿菌而開的抗生素後，我竟連味覺和嗅覺都失去了！後來前往新陳代謝科做檢查，赫然發現我罹患了一種罕見疾病「庫欣氏症候群」，那是種腎上腺分泌過多的疾病，導致全身內分泌失調。醫師判斷是腦下垂體腫瘤引起的，隨即安排手術切除。

然而，手術後症狀並未消失，才發現我已經是胰臟癌第四期，這才是引起庫欣的主因，而現在癌細胞已經擴散到肝臟、脾臟、卵巢，這結果讓我明白了什麼是「晴天霹靂」。接下來便切除了許多器官組織，也開始進行化療，起初並無異狀，但在第三天早晨，我突然全身劇痛，趕緊回醫院急診，打了止痛針後，我癱了，四肢末梢病變，又痛又麻，幾乎是寸步難行。

然而，我卻在這樣的患難中，遇見了上帝！上帝的愛和憐憫，不單奇蹟似的免去了我肉身的疼痛與不舒服，更賜給我力量，使我原本軟弱的心剛強起來。我想，一般人一定沒辦法接受自己才33 歲就是癌末病人，當醫師宣布我是胰臟癌末期時，我害怕的不是自己快死了，而是我三個幼小的孩子該怎麼辦？尤其因為早產患有腦性麻痺的二兒子，最令我擔憂、掛念，如果我不在了，誰

能陪伴他度過漫長的復健日子？我不斷跟上帝禱告，認罪悔改，我不應該抱怨過去勞累的生活，我想念跟我孩子在一起的時光，即使吵吵鬧鬧，也是彌足珍貴。

回憶整個病程，5 年期間歷經癌症復發而做了 9 次手術、119 次化療，但我依然神采奕奕，醫院就像是第二個家，習慣成自然，沒有任何怨懟，把去醫院當做是放假休息，換個角度想，心情自然好。後來我開始跟著教會去探望癌友，覺得與癌友分享生命歷程，傾聽他們的心聲，其實是一件相當有價值的事，在學校擔任志工時，也幾乎忘了自己是病人，從服務中得到快樂的泉源。

回想起陪伴腦性麻痺的二兒子做復健時，常對痛到淚流滿面的他狠心地說：「再辛苦也要忍耐，這都是為了你自己的將來。」

現在，我也用一樣的話來激勵自己，這就是我最想和癌友分享的，生命掌握在我們手中，換個角度想，會改變我們面對困難時的態度，加油吧！我們一起努力，創造我們不一樣的生命！

〈 胰臟癌高危險群自我檢查表 〉	是	否
1. 脂肪、糖、咖啡、酒、肉類等，攝取太多？		
2. 長期下痢及有脂肪便 (灰白色便)？		
3. 體重減輕卻找不出原因？		
4. 上腹痛及背痛卻找不出原因？		
5. 有阻塞性黃疸的現象？		
6. 沒有糖尿病家族史，在 50 歲之後發生糖尿病？		
7. 突然發生血糖不易控制或血糖升高？		
8. 老年有胰臟炎卻找不出致病原因？		

※ 上列問題如有任何一項回答為「是」，即代表為高危險群。

積極面對癌症轉移

王先生／乙狀大腸癌

2009 年 9 月底，我在工作期間感到身體不適，從胸口到肚子都很痛，上廁所卻無法排便，看到血從肛門一直滴出來，差點痛暈過去，強忍著疼痛搭車去掛急診，確診為乙狀大腸癌第四期，隔天中午馬上開刀，度過生命的第一關卡。

手術後同意醫生的建議使用標靶藥物治療以便有效控制癌症，這是勞健保沒有給付的自費開銷，為了挽回自己的生命，經過六次化療，副作用是掉髮、皮膚紅腫癢，甚至連膽汁都吐出來。化療結束回家休養半年後，我申請回公司上班，定期回診做各項檢查，癌指數也正常，醫師有特別叮囑：避免生食、少吃紅肉、多吃魚和新鮮蔬菜水果、注意飲食的營養均衡、每天多走路運動。

半年後在公司體檢照肝臟超音波時，發現三顆腫瘤，進一步確認我的癌細胞已轉移到肝臟，必須立即開刀。通常癌症病人經過第一次開刀和化療後，最不想也最害怕聽到的就是癌症轉移到其他部位，很無奈，我是那其中一位。

2012 年 8 月初，我再次躺上手術檯，術後一樣化療六次，痛苦程度比上次更甚，只能咬牙忍耐苦撐，後來向公司申請退休，轉向宗教的信仰，我悟出人生要學會捨得，有捨才有得。病癒後我走出另外一條路：「當志工，歡喜做，甘願受。」就這樣轉移目標，忘記疼痛。

　　大約一年後，在例行性的肺部 X 光檢查中，不抽菸的我卻在肺部檢查到 4 公分的腫瘤，讓我非常震驚！醫師說：「不抽菸並不代表不會得到肺癌。」確定癌細胞又轉移到肺部了，於是手術切除腫瘤並做藥物治療。

　　6 年來，一連串的癌症治療歷經許多波折，除了手術還有將近 15 次的化療，都需要很大的心和毅力來度過，有時也靠宗教信仰支撐病痛。現在的我持續恢復健康中，早晚服用化療藥、每月固定回診，也每天固定走路一小時，靠運動和心理建設，走出我新的人生，但願我能戰勝癌症。我也相信癌症並非不治之症，只要有信心、保持樂觀積極進取的心態，感謝家人的一路陪伴，讓我有信心完成治療並且開展新的人生。

〈 大腸直腸癌高危險群自我檢查表 〉	是	否
1. 患有家族性多發性瘜肉症候群？		
2. 曾患有遺傳性非瘜肉性大腸直腸癌？		
3. 家族中曾有人罹患大腸癌？		
4. 曾做過瘜肉切除，病理報告顯示為「腺瘤」？		
5. 有罹患慢性發炎性腸道病史？		
6. 飲食習慣中，少吃蔬菜水果？ （或喜歡食用脂肪、蛋白質類的食物）		
7. 曾是大腸直腸癌患者？		

※ 上列問題如有任何一項回答為「是」，即代表為高危險群。

※ 建議調整飲食習慣、多吃蔬果，並可善用政府提供的「四癌篩檢」服務，進行免費的大腸癌篩檢。

分享7

積極治療也認真生活工作

蔡先生／攝護腺癌

2010年9月，在醫生告知自己是癌症第四期時，不是驚嚇沮喪茫然，而是不知道自己還有很多負責的工作待完成，該怎麼辦？所以問醫生的第一句話是：如果是您，怎麼辦？醫生回答得很妙，治療計畫讓他來，我正常上班過日子！於是我成了個聽話的癌末病人，每天正常上班出差忙公務，下班後趕去醫院接受導航螺旋刀放射線治療。然而，年底竟然因為交互使用中西補藥而造成肝昏迷，急送醫院診療；住院期間看到一床又一床病人相繼往生，而攝護腺癌末病人平均可能只有38個月生命，想著自己隨時可能離開人世，於是開始交代家人準備後事處理，並辭去主管及兼任職務。

這段時間，家人親友與同仁的不斷鼓勵，讓我覺得自己有責任克服難關、努力恢復健康，求生的意念、希望自己能繼續為職場員工的身心安全與健康奉獻，懇求菩薩許我完成這份志業。在三跪九叩、淚水滿面中仰望菩薩慈容，感覺她含笑答應，我終於出院回到職場。

2014年癌細胞轉移到骼骨，走路會痛，所以又進行電療、荷爾蒙口服藥治療、化療。副作用造成全身痠痛與癢，很難入睡；有次肢體末梢神經麻木，手指裂開、出血，竟毫無感覺，對化療藥物的毒性有更深的體認。化療期間，知道維持正常運動很重要，

但走起路來舉步維艱，每走一步都痛入心扉，可是一坐下去，髖骨關節卻似針刺，這是治療中真正令我感到最痛苦的考驗。

然而，無論是電療或化療，我都盡量用正面態度面對，用心尋找最佳治療模式，心情總是放開。雖然頭髮一星期內幾乎掉光，但洗起髮來輕鬆愉快；又回想起家父健在時幫他洗髮的情景，懷念當年祖孫三代同堂，好幸福。與我接觸的人及醫師都說我是最快樂的病人，而上課演講時，年輕人聽我的故事會含淚擁抱我，感到自己能激發他們熱情，就是最有價值的事。

男人往往很有野心，努力打天下，志在豐功偉業，自己也成功創辦二個事業，只是一旦面臨生命考驗之際，才知道健康最可貴，而家人是維護健康的堡壘。在太太的細心照護下，改變飲食習慣，調整生活規律，每天至少走路三公里。我們恢復親密伴侶關係，家庭成了生活的重點，名位已非重心。而且因為已是第四期，還能有多長的生命根本不可預料，我把握有限生命，努力做好志工工作，為這多災難的寶島盡更多心力，讓社會更美好，完成對菩薩的承諾。

〈 攝護腺癌高危險群自我檢查表 〉	是	否
1. 家族中有攝護腺癌的患者？		
2. 年齡在 70 歲以上？		
3. 血液雄性素濃度偏高？		

※ 上列問題如有任何一項回答為「是」，即代表為高危險群。

分享 8

勇敢抗癌 30 年

馬女士／血癌

因為牙齦出血，我住進了醫院，經過骨髓穿刺，證實我得了急性骨髓性白血病，是所有血液病中病情發展最快的一種。首次的化療緩解，有一半機會存活，放棄治療只有三個月壽命。剛剛新婚的我，只能選擇勇敢，得病是十萬分之一的機率，對我的意義卻是 0 與 100，死生只繫於一線之間。

白血病的治療不同於其他癌症，是一種置於死地而後生的激烈方式，第一次緩解必須使用極大劑量的化學藥，將所有的造血細胞殺到近乎零，再來檢視新細胞的發展，評斷化療成效。病人會有一段全無抵抗力及凝血功能的空窗期，只能靠輸血延續生命，期間需冒著感染、內出血及造血細胞無法再生的重重致命風險，一半的病友在這一關，就去了另一個世界。

化療的痛苦煎熬是一般人無法想像的，特別是白血病。頭髮全落，口腔黏膜大片剝落，食物，你可能看見它就開始狂吐，但為了活下去，必須在吐了吃、吃了吐的恐怖循環中苟延殘喘。好不容易熬過第一次大緩解，在我的骨髓中找到新生細胞，但就在那一夜，我忽然沒了呼吸、停了心跳。大量的強心劑及三次電擊，我陷入了昏迷。等我清醒，肝功能崩潰、膽色素狂飆，病危通知一張接一張。既然最好的用藥都幫不了我，主治醫師決定乾脆完全不作為，停掉所有藥物，讓我的身體休息，或許能挽回一線生

機。因為電解質失衡，我一度呈現精神分裂，不認識身邊的人，滿嘴胡言亂語，滿腦奇怪幻覺。經過漸進的灌食，兩個月後終於恢復神智，從糊裡糊塗到漸漸清醒。

從被宣布罹病，開始治療，一連串的衝擊讓我手足無措，骨髓移植又是一次死生選擇，一半機會可以遠離病痛痊癒，一半機會因感染或無造血功能而西歸。此時的我才真正沉澱下來，好好思考未來。重複做化療壓制病情是一種消極延續生命的方法，但終有失效的一天，不忍家人一再伴我入院，打亂了所有人的作息及可能有的人生規劃，抱著破斧沉舟的決心，做了骨髓移植，而且成功了。

沒能成為母親是我病後最大的遺憾，幾經內心劇烈掙扎，我做了要生兒育女的決定，那是一個免疫功能會產生重大變化，可能喚醒我白血病的驚險賭局。數不盡的針藥折磨，所有家人的牽腸掛肚，早產 6 周，經歷九死一生，我得到了一個漂亮女兒。如今女兒已經 15 歲了，得病至今也 30 年了，這重生的 30 年，我一直用感恩的心活著。每當面臨死生挑戰時，我在主治醫師臉上看到永不放棄的堅毅，他在我身上讀到奮戰到底的勇氣，我們用這樣相互信任的醫病關係攜手走過 30 年。

〈 血癌高危險群自我檢查表 〉	是	否
1. 家族中有罹患白血病、唐氏症候群、神經纖維瘤者？		
2. 過去曾接受過甲基類化學藥物治療癌症？		
3. 生活環境中受輻射線汙染而受害？		
4. 曾被證實有不正常的染色體或抑癌基因缺損？		
5. 曾受 HTLV-I（人類嗜 T 淋巴球病毒）病毒感染？		

※ 上列問題如有任何一項回答為「是」，即代表為高危險群。

從摸索中學習同理陪伴

蔡女士／口腔癌病患照顧者

　　我先生是口腔癌病患，2010 年確診為惡性齒齦癌第四期，經過顯微手術及 33 次放射線治療，至今已經 7 年了，這段期間也陸續開了 6 次刀。

　　回想起剛罹癌住院時，什麼都不懂，也沒有人可以問，不知道問誰也不知道如何照顧病人，整天繃緊神經，過著提心吊膽的生活。手術房外漫長等待的煎熬，稍有風吹草動、廣播聲響起 XXX 家屬請至開刀房護理站，頓時整顆心都快跳了出來！出院後回家調養，才是考驗的開始，一切都需要自己動手，傷口消毒、換藥、口腔衛生清理…等，一切都從摸索中學習。由於先生的口腔下顎整個切除，只能靠全流質來進食，於是我用五穀雜糧、堅果類、地瓜或南瓜以及各種青菜，放入調理機內攪拌，為先生製作飲食。

　　另外，照顧病人要有同理心、耐心和愛心。先生術後每天自閉在家裡根本足不出戶，脾氣又特別大，動不動就生氣，想他也是因為臉部的創傷而心情不佳，只好逆來順受地迎合他，所受的委屈只有忍耐，含著淚水往肚子裡吞。

　　這些年來在醫院進進出出，也累積了不少照顧者的經驗，一人生病全家受苦，深深體會到病人的煎熬痛苦，和家屬的無奈與無助。與先生商談後決定一起加入醫院的志工行列，以過來人的經歷，幫助正在治療中的癌症朋友和家屬，分享陪伴者的心聲，鼓勵他們勇敢面對挑戰，早日康復回到正常生活。自從先生加入口腔癌的宣導及關懷志工，我看到了他的轉變，他變得更積極、正向，他對癌友的關懷、鼓勵的話語，帶給癌友激勵及信心，我和他在充滿喜樂與希望的陪伴癌友中，活出更有意義的人生。

分享 10

防癌抗癌的知識很重要

張先生／肺癌病患照顧者

　　我太太在 2010 年 4 月被醫師告知懷疑肺部有腫瘤，之後動手術切除腫瘤，並確診罹患肺腺癌第三期，頓時家庭生活陷入了低潮，彷彿世界末日的來臨。開完刀後，主治醫師建議做為期 8 週共 4 次的化療。化療期間因藥物副作用極大，每到吃飯的時候，太太看到桌上的食物就想吐，據描述就像女人害喜加暈船的感覺，根本食不下嚥。但是看到陪伴在側的我那種祈求與無奈的眼神，為了不讓我擔憂，只能含淚硬把餐桌上的食物吃完，因為醫護人員告知，必須要有充足的營養及體力，才能完成治療。

　　剛開始因為對癌症知識的缺乏，也遇到許多挫折，凡事都處在過度擔心與恐懼當中。直到無意間在醫院獲得台灣癌症基金會的資訊，聯繫後得到基金會人員的熱心協助，解決了飲食營養問題；也在基金會的癌友營養課程學到防癌抗癌的相關知識，例如：要有正確的飲食習慣（少紅肉、高纖、低脂、多蔬果），更增加了抗癌的信心。因有防癌抗癌的知識及警覺心，2015 年太太因嚴重咳嗽，立即進行追蹤檢查，發現淋巴結有腫瘤，接受化療及放療後，持續服用標靶藥物，並配合適度運動，目前身體狀況恢復的很好。

在這 7 年多當中，陪同太太就醫、運動、上課、當志工等活動，讓她感覺抗癌之路雖然辛苦但不孤單；同樣的，在她身體狀況良好的時候，也會陪我去旅行、煮些我喜歡吃的東西；有癌友需要協助時，她都很樂意幫忙，也從和癌友的互動中，增加自己的信心。這種被需要的感覺，其實也是抗癌之路很大的支撐力量！

對照顧者或被照顧者來說，抗癌之路真的很漫長與艱辛。我身為照顧者，有時候目睹家人在治療期間痛苦的樣子，自己却幫不忙，壓力之大實非一般人能體會。因此，為了守護個人及家人的健康與幸福，祈望人人都要有防癌的認知，持續力行台灣癌症基金會所宣導的「全民練 5 功：蔬果彩虹 579、規律運動、體重控制、遠離菸檳、定期篩檢」，其中的定期篩檢真的是非常重要的！

附錄

✤

防癌抗癌功力再增強

功力增強 1　各類癌症的發生與蔬果攝取的相關研究

癌別	相關研究
口腔癌及咽癌	日本的研究報告指出，多食用綠色及黃色蔬菜，可降低口腔癌及咽癌的發生率；日常飲食中有大量攝取蔬菜水果者，除可有效降低口腔癌及咽癌的罹患率外，更比不攝取蔬果的人減少 50％ 的罹癌率。
鼻咽癌	中國大陸的研究報告指出，多攝取胡蘿蔔、蕃茄、蜜柑、橘子等蔬果，可有效降低鼻咽癌罹患率。
喉癌	菸與酒為喉癌的兩大重要致癌因素，但美國及歐洲的研究報告皆顯示，多食用蔬果，除可降低喉癌的發生率，還可減少呼吸道癌症的發生。
食道癌	研究指出黃色及綠色蔬菜可預防及降低食道癌的發生後，中國、新加坡、印度及伊朗也陸續有研究報告證實，攝取黃、綠色蔬果可有效預防食道癌的發生。 　中國大陸也有研究報告顯示，醃製蔬菜會引起食道癌，因此建議蔬果以天然新鮮為主，避免醃製蔬菜的攝取。
肝癌	許多研究報告顯示，多攝取蔬菜的確可有效降低肝癌的發生率。也有研究提出，每星期若能攝取大量的新鮮蔬菜，能降低肝癌發生。

肺癌	美國及荷蘭的癌症研究報告顯示，多食用水果及綠色蔬菜、十字花科蔬菜、胡蘿蔔及蕃茄等，罹患肺癌的比率較低。 1992 年一份針對女性的研究也指出，攝取蔬果與肺癌病人的病情惡化或存活率有關，在罹癌前攝取蔬果量較高者，罹癌後有較高的存活率。
胃癌	胃癌與蔬果攝取的關係密切。1986 年至 1996 年間許多研究報告皆指出，攝取生菜比攝取綠葉蔬菜、胡蘿蔔及蕃茄有更明顯的癌細胞抑制作用，甚至可減低一半的癌症發生率；而大部分報告也指出，醃製蔬菜會增加胃癌發生率。 至於生食及熟食蔬菜的比較，目前有兩篇報告顯示生食較有效，可降低 20%～50% 的癌症罹患率；多食洋蔥、蒜、韭菜等，可減少 20%～60% 的胃癌罹癌率；柑橘類含豐富的維生素 C，可降低胃癌發生率。
胰臟癌	根據西方國家十個以大量攝取蔬菜水果為主的臨床試驗結果，有九個臨床研究證實，大量攝取蔬果可降低胰臟癌發生率，後續並有多項研究證實，大量攝取蔬果可降低 30%～50% 的胰臟癌罹患率。
膽囊癌	日本研究報告顯示，天天食用蔬果或每星期食用三次，特別是食用水果、草菇或煮熟的蔬菜，有預防膽囊細胞癌化的作用。
大腸直腸癌	許多研究也指出，吃至少一種以上的蔬菜水果，可降低直腸癌的發生。另外，在針對水果與癌症發生之關係的研究中，部分研究證實，攝取水果有預防大腸直腸癌的作用，特別是草莓、楊梅等莓果類。
乳癌	攝取大量蔬菜水果、避免飲酒、保持適當體重、適當飲食及經常運動，是防治乳癌最有效的方法。至少五十個來自不同國家的研究也證實，蔬菜水果的確對乳癌的發生有預防作用；甚至研究報告也指出，攝取洋蔥也可有效預防乳癌發生。

卵巢癌	來自義大利、中國大陸、美國及加拿大的臨床實驗顯示，每日多次食用蔬菜及水果可減少罹患卵巢癌的風險，包括食用生菜、胡蘿蔔、綠色蔬菜及黃色蔬菜等。
子宮內膜癌	美國研究指出，多攝取，如綠花椰菜、花椰菜、菠菜、萵苣、胡蘿蔔、蕃茄等蔬菜，可減少罹患子宮內膜癌的機率。義大利及瑞士也有類似報告指出，多食用胡蘿蔔、新鮮水果、朝鮮薊及梨瓜等，可有效降低子宮內膜癌的發生；波蘭發表的論文，認為攝食高份數的蔬果的確可降低子宮內膜癌的發生率。
子宮頸癌	美國研究指出，多食用綠色蔬菜或深色蔬菜，可減少子宮頸癌罹癌率；另有研究表示果汁及生菜對於身體有保護作用，所以攝取水果及深綠色蔬菜，會減少子宮頸癌罹患率。
攝護腺癌	日本研究指出，多食用綠色及黃色的蔬菜，可以預防攝護腺的癌化。水果對攝護腺癌的預防大致而言並不明顯，但大多數報告則顯示蔬菜具有預防及降低攝護腺癌罹患率的功效。
甲狀腺癌	飲食中如缺少碘的攝取，會增加甲狀腺癌的發生率，但如增加蔬菜的攝取量，則可減少甲狀腺癌的發生。在義大利北部的研究發現，如多食用綠色蔬菜及水果，可以減低甲狀腺癌的發生率，特別是食用黃蘿蔔、維生素、柑橘、捲心菜及十字花科蔬菜等，瑞士也有報告顯示同樣的結果。
腎臟癌	體重過重及嗜食紅肉者皆為腎臟癌的高危險群，而多食用蔬菜則有預防的作用。有研究指出，菠菜、捲心菜、豌豆類蔬菜的確能減低腎臟癌罹患率，同時香蕉也具有預防腎臟癌的功效。另有文獻指出胡蘿蔔具有預防腎臟癌的作用，所以，攝取蔬菜能減低腎臟癌的罹患率。
膀胱癌	加州研究發現，多食用煮熟的綠色蔬菜，可減少罹患膀胱癌的機率。另外，加州也有研究發現，水果對男性膀胱癌的預防有幫助。法國研究指出，多食用胡蘿蔔、菠菜等，雖與膀胱癌預防無關，但仍鼓勵民眾可多攝取抗氧化的蔬果，增加植化素及膳食纖維攝取！

功力增強2　蔬果選購、清洗及台灣蔬果產季參考表

◎ 蔬果選購要點

- 選購時不必太重視蔬菜的外觀，昆蟲咬傷的蔬果，並無損其風味與營養價值，所以選購時不必太苛求蔬菜外表完美。

- 一般來說，外表光滑的蔬果類較不易沾染農藥，表面有細毛或凹凸不平者較易殘留農藥，但仍需視其施藥期或是否有保護措施（如加保護套）等情形而定。

- 長期儲存或進口水果，一般須以藥劑處理延長其貯存時間，選購時應有正確的認知。

- 蔬果外表留有藥斑或不正常的化學藥品氣味者，避免購買。

- 在天然災害或節慶日前後，蔬果價格上揚時，果菜農可能有提早採收的蔬果上市，農藥殘留的可能性相對較高，應避免採購。可選擇信譽良好的冷凍蔬菜或其他蔬菜加工品取代。

- 選購當令盛產的蔬果，最為物美價廉。通常冬季時蔬菜種類多、產量也高、價格又便宜；反之夏季時則種類較少、產量低、價格較貴且波動很大。

- 選擇政府單位推廣、具公信力，有優良標誌〈如吉園圃標誌〉的產品。

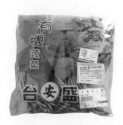

◎ 蔬菜的烹調原則

● 切好立即煮

先洗再切，切好後越快烹煮越好，可避免蔬果切口，接觸到空氣造成氧化現象。

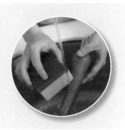

● 生食蔬菜

必須要徹底清洗，以免有寄生蟲卵殘留。此外，生吃蔬果在切之前，最好用冷開水沖洗一次，可避免吃到生飲水的細菌。切好之後，放入瀝水器中將多餘的水份去除，此外，沙拉醬勿沾太多，因為一湯匙的沙拉醬等於一湯匙的油。沙拉醬可用優酪乳或優格加入少許蕃茄醬來替代，既營養且熱量較低。

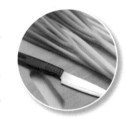

● 芽菜要溫水燙

各種芽菜應先用冷水沖洗乾淨之後，再用 65 度左右的溫水燙一下，最好不要生吃，避免受到細菌污染。

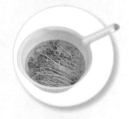

● 改變蔬菜烹調

蔬菜可利用多樣化的烹調方式，以改變食物風味，可以提高食慾，例如：夏天可做涼拌菜，而茄子、筊白筍、白菜等食材可以做成焗烤，但是日式的蔬菜料理大多是採取裹粉油炸，建議烹調用油應適量，避免攝取過高熱量，造成脂肪堆積。

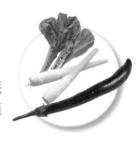

● 汆燙少油

汆燙青菜是最方便的烹調，搭配肉燥會太油太鹹，建議改用醬油、麻油和蒜泥汁取代。此外，利用五味醬、海山醬、糖醋汁的佐料，作為調味也別具風味。

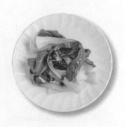

◎ 蔬果的農藥殘留與清洗

1. 用大量清水沖洗

一般農藥均為水溶性,所以用自來水清洗即可,用鹽水浸泡對於清除農藥殘留並無助益;若以清潔劑清洗蔬果,又容易造成其他化學物質的殘留,因此以清水浸泡及沖洗是最好的方法。

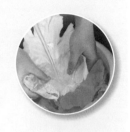

2. 先少量多次浸洗,最後再一次沖洗

先將蔬菜浸於水中清洗,換水 1 ~ 3 次,或以較大量的水(如一斤的菜大約用 6 ~ 10 公升的水)浸泡 10 分鐘,浸泡時可用手或軟毛刷輕輕搓洗,最後再用清水沖洗一遍即可。

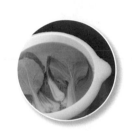

3. 除去容易累積農藥的部分

● 葉菜類:

* 包葉菜類:去除外葉後,再剝成單片沖洗,才能洗的乾淨,如:包心白菜、甘藍菜、結球萵苣等。

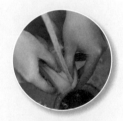

* 小葉菜類:近根處切除後,張開葉片,直立沖洗,如:青江菜、小白菜、芥菜、茼蒿、菠菜等。

● 花果菜類:

* 連皮食用者:以軟毛刷刷洗,如:苦瓜、小黃瓜、蕃茄、秋葵、楊桃、芭樂、水蜜桃等。

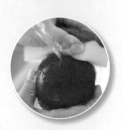

* 果蒂凹陷者:宜先切除後再沖洗,如:甜椒、佛手瓜等。

● 去皮食用之根莖菜類、花果菜類及水果:先清洗後再去皮,如:胡蘿蔔、馬鈴薯、絲瓜、洋蔥、山藥、柑橘、香蕉、荔枝、龍眼、蘋果等。

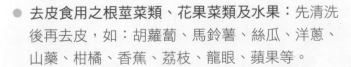

台灣蔬果產季參考表

台灣全年生產之新鮮蔬果（不含冷藏品）

蔬菜	蘿蔔、胡蘿蔔、青蔥、韭菜、韭菜花、蒜頭、芋頭、豆薯、乾（老）薑、黃豆芽、綠豆芽、小白菜、青江菜、小芥菜、芥蘭、油菜、九層塔、芫荽、胡瓜、冬瓜、絲瓜、苦瓜、扁蒲、茄子、甜椒、敏豆、毛豆、南瓜、辣椒、玉米、香菇、木耳、草菇、金針菇、雪裡紅、酸菜、榨菜 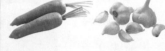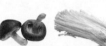
水果	香蕉、鳳梨、檸檬、木瓜、楊桃、芭樂、葡萄、椰子、甘蔗 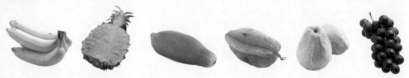

台灣蔬果產季參考表
（受天候變化致影響產期時，仍以實際產期為準）

月份	蔬菜	水果
1	蘿蔔、胡蘿蔔、洋蔥、馬鈴薯、珠蔥、冬筍、萵苣莖、球莖甘藍、茼蒿、豌豆、皇帝豆、結球萵苣、豌豆苗 下旬起：蒜苔	椪柑、海梨柑、桶柑、柳橙、葡萄柚、世紀梨、棗子、釋迦、香蕉 下旬起：蓮霧
2	蘿蔔、胡蘿蔔、洋蔥、馬鈴薯、珠蔥、蒜苔、大蔥、冬筍、萵苣莖、球莖甘藍、茼蒿、豌豆、皇帝豆、高麗菜、豌豆苗、枸杞 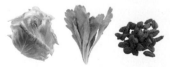	椪柑、海梨柑、棗子、桶柑、柳橙、葡萄柚、釋迦、草莓 下旬起：枇杷、桃子

3	蘿蔔、胡蘿蔔、洋蔥、馬鈴薯、珠蔥、蒜苔、大蔥、牛蒡、萵苣莖、球莖甘藍、茼蒿、豌豆、皇帝豆、結球萵苣、桂竹筍、豌豆苗、枸杞 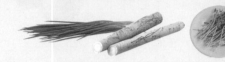	椪柑、桶柑、柳橙、葡萄柚、枇杷、桃子、蓮霧、棗子 上旬止：海梨柑、棗子、世紀梨、釋迦 下旬起：美濃瓜、梅
4	蘿蔔、胡蘿蔔、洋蔥、馬鈴薯、烏殼綠竹筍、萵苣莖、豆薯、牛蒡、麻竹筍、球莖甘藍、芥藍、茼蒿、豌豆、皇帝豆、桂竹筍、枸杞 下旬：越瓜 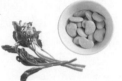	桶柑、柳橙、葡萄柚、枇杷、蓮霧、美濃瓜、桃子、梅、芭樂 上旬起：三灣梨 下旬止：椪柑
5	麻竹筍、綠竹筍、烏殼綠竹筍、茭白筍、球莖甘藍、桂竹筍、越瓜、花豆 中旬止：皇帝豆 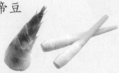	葡萄柚、枇杷、李、蓮霧、美濃瓜、桃子、西瓜、甘蔗 上旬止：梅 下旬起：荔枝、芒果、百香果
6	麻竹筍、綠竹筍、烏殼綠竹筍、茭白筍、越瓜、白蘆筍 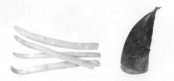	荔枝、李、三灣梨、世紀梨、蓮霧、芒果、美濃瓜、桃子、百香果、水蜜桃、葡萄、香蕉 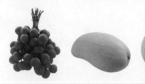
7	麻竹筍、綠竹筍、烏殼綠竹筍、蓮藕、蓮子、茭白筍、越瓜、白蘆筍 下旬起：金針花 	荔枝、龍眼、三灣梨、世紀梨、橫山梨、蓮霧、芒果、美濃瓜、水蜜桃、百香果、鳳梨 下旬起：酪梨、黃香瓜、釋迦

8	麻竹筍、蓮子、綠竹筍、茭白筍、龍鬚菜、越瓜、金針花、白蘆筍 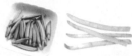	酪梨、三灣梨、世紀梨、橫山梨、芒果、紅柿、蘋果、釋迦、百香果、美濃瓜、水密桃 上旬止：蓮霧 下旬起：文旦柚
9	麻竹筍、綠竹筍、蓮藕、蓮子、茭白筍、龍鬚菜、越瓜、金針花、菱角、白蘆筍	文旦柚、橫山梨、世紀梨、芒果、黃香瓜、蘋果、紅柿、水柿、美濃瓜、水密桃、木瓜 上旬止：酪梨 下旬起：椪柑、柳橙
10	麻竹筍、綠竹筍、蓮藕、茭白筍、白蘆筍 上旬止：蓮子、龍鬚菜、越瓜、金針花 下旬起：球莖甘藍、茼蒿、包心芥菜、豌豆、皇帝豆、結球萵苣 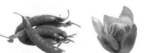	椪柑、柳橙、文旦柚、葡萄柚、橫山梨、世紀梨、美濃瓜、黃香瓜、蘋果、紅柿、水柿、棗子、釋迦、百香果、火龍果 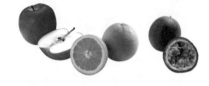
11	麻竹筍、球莖甘藍、茼蒿、包心芥菜、豌豆、豌豆苗、皇帝豆、結球萵苣、枸杞 上旬止：茭白筍、菱角 下旬起：冬筍、花豆 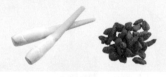	椪柑、柳丁、葡萄柚、白柚、紅柚、橫山梨、世紀梨、釋迦、棗子、美濃瓜、奇異果、葡萄 中旬起：草莓 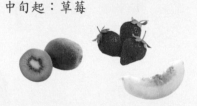
12	蘿蔔、胡蘿蔔、馬鈴薯、球莖甘藍、茼蒿、包心芥菜、豌豆、豌豆苗、皇帝豆、冬筍、結球萵苣、枸杞 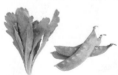	椪柑、柳丁、葡萄柚、海梨柑、桶柑、棗子、世紀梨、蘋果、釋迦、草莓、奇異果、小蕃茄 上旬止：白柚、紅柚、橫山梨

功力增強 3

病理報告常見的醫學用詞

　　病理報告是病理科醫師檢查病人的檢體後，將結果寫成報告交給臨床醫師，作為臨床治療的參考。病理報告閱讀的對象設定為醫師，以英文書寫，要理解內容需要大量的醫學背景知識。臨床醫師閱讀病理報告後，會綜合病史與其他的檢查結果，再用病人可以理解的口語做解釋。病理報告的格式在各醫院有所不同，內容通常會包含：

1. 病人與檢體的基本資料。

2. 採檢的器官與位置。

3. 採檢的術式。

4. 病理診斷。

5. 巨觀描述，肉眼觀察到的狀態。

6. 微觀描述，顯微鏡觀察到的狀態。

病理檢查的範疇很廣，以腫瘤而言，基本的觀念與術語如下：

Tumor	腫瘤，包含良性與惡性，涵義上強調其腫大的現象。
Neoplasm	腫瘤，包含良性與惡性，涵義上強調基因變異造成細胞過度增生。
Benign	良性，腫瘤的行為相對無害，生長於局部，不易散布，不易影響病人存活。
Malignant	惡性，腫瘤可能有侵襲、破壞、轉移等行為，甚至造成病人死亡。
Carcinoma	癌，泛指上皮細胞所生成的惡性腫瘤。
Sarcoma	肉瘤，泛指間質細胞所生成的惡性腫瘤。
Dysplasia	化生不良，細胞具有某些不正常的型態與基因特徵，但尚未達到惡性腫瘤的程度，日後有進展成惡性腫瘤的可能性。
Carcinoma in situ	原位癌，化生不良的程度明顯，但細胞未突破基底膜產生侵襲，尚未成為一般所謂的癌症（侵襲癌）。
Invasion	侵襲，腫瘤細胞浸潤並破壞周邊組織。
Metastasis	轉移，腫瘤細胞存在於與腫瘤本身不相連的其他位置。
Perineural invasion	腫瘤細胞沿著神經生長散布。
Lymphovascular invasion	腫瘤細胞經由淋巴管或血管散布。
Staging	分期，常見的腫瘤分期依據 TNM 系統，T 為腫瘤程度，N 為淋巴結轉移程度，M 為遠端轉移程度。各種癌症的分期規則都不同。以病理檢查判斷的 TNM，會加註英文字母小寫 p 在前面。
Grading	分級，腫瘤形態上的惡性程度，各種癌症的分級規則皆不同。若以數字呈現分級，數字越大通常惡性度越高。若以文字呈現，則常以分化好壞描述，分化壞表示惡性度高。
Margin	手術標本的邊緣。若腫瘤細胞存在於標本邊緣，代表體內可能有殘存腫瘤未被切除。

功力增強 4

防癌抗癌 5 功檢視表

　　全民練 5 功，防癌就輕鬆！利用下表每天檢查自己有沒有將防癌 5 功落實在日常生活中，如果沒有，同時計劃好隔天的補救，養成良好的飲食、運動和生活習慣，就能更了解自己的身體狀態、維持健康美好的體態！

	做到打勾	內容
1		今天攝取了 _____ 份蔬菜 _____ 份水果建議蔬果攝取量：兒童 3 蔬 2 果、成年女性 4 蔬 3 果、男性 5 蔬 4 果
2		今天有吃各種顏色的蔬果；明天要多吃一點 _____ 色的蔬果
3		今天有運動至少30分鐘，是 _____ 運動（填項目內容，例如：快走）_____ 分鐘；明天要做 口有氧口肌力口伸展運動（勾選）
4		今天沒有抽菸、嚼檳榔，或吸到二手菸
5	有測量或計畫可在右方空格內填入數字或資料	今天的體重是 _____ 公斤，BMI=_____ 腰圍： _____ 公分 口是否在正常範圍內 BMI= 體重（公斤）/ 身高（公尺）的平方 標準體重 = 身高（公尺）的平方 x22 正常範圍：18.5 ≦ BMI<24、標準體重 ±10%
6		有注意定期篩檢的時間，今年 _____ 月要去做 _____ 癌的篩檢
7		有安排追蹤或回診，_____ 月 _____ 日要去做 _____ 情況的追蹤回診

1999 設置6部「小小抹香鯨號」子宮頸癌抹片巡迴篩檢車隊，巡迴偏鄉服務。

推動「天天5蔬果」全民飲食防癌運動。

2003~至今 啟動「天天5蔬果‧打造健康下一代」計劃，培訓500位營養師，正式進入國小校園推動健康飲食教育紮根。

2004 推動大腸癌防治「追捕瘜肉小子大作戰」活動，宣導糞便潛血檢查暨大腸鏡檢查找出大腸癌前病變『瘜肉』的重要性。

2004~至今 推動蔬果彩虹579，根據年齡、性別建議不同的蔬果攝取量，有效預防癌症及文明病。

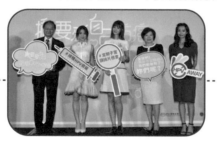 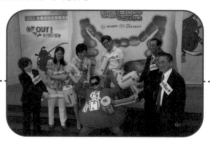

2006 遵循國際抗癌聯盟(UICC)建議，率先推動「HPV疫苗+抹片篩檢」子宮頸癌雙重防護觀念。

2007 「天天5蔬果」成為國健署健康飲食公共政策。

2008~至今 每年研發「蔬果支票」等親子互動教材，透過此教材結合兒童飲食教育影響家長。

2011 「蔬果彩虹579」觀念融入衛福部國民每日飲食指南之中。

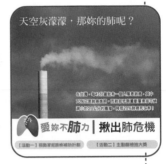

2011~至今 每年舉辦「粉紅健走嘉年華」，吸引4000人參與，透過輕鬆健走宣導乳癌防治重要。

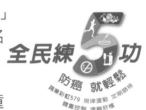

首推肺癌篩檢防治，推廣高危險族群自主篩檢。

成立「蔬果存摺網站」，透過線上教材，深化親子之互動學習。

2012~至今 推動「全民練5功‧防癌就輕鬆」防癌整合性概念，每年邀請知名藝人擔任防癌大使。

2015 進行好食小子體控計畫，幫助國小學童擺脫肥胖。

2016 與台北市政府合作宣導全民練5功，深入12個行政區鼓勵市民力行健康生活型態遠離癌症。

2017 巡迴全國舉辦多場偏鄉兒童蔬果營，幫助弱勢兒童健康成長。

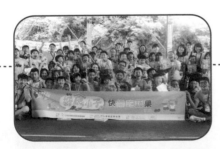

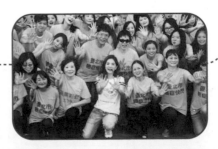

2007 成立北部癌友關懷教育中心

2011 成立南部癌友關懷教育中心

成立「癌伸關懷服務專案」與全國47家醫院簽署合作備忘錄，將各項癌友服務延伸至全國

整合性全方位服務

身心靈康復課程　　醫護專業諮詢

癌友營養指導　　　心理諮商服務

癌症保險諮詢服務　癌友支持團體

癌友探訪關懷　　　出版癌症刊物

圖書雜誌借閱　　　癌友志工訓練及服務

癌症家庭子女獎學金

康復輔助品贈送 / 假髮租借

經濟弱勢家庭急難救助

經濟弱勢癌友營養品補助

偏鄉就醫交通補助

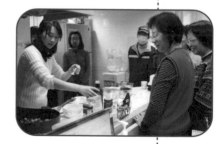

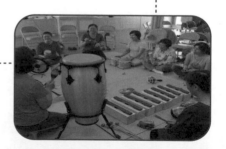

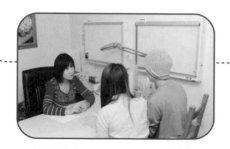

2015 通過ISO 9001 癌友關懷服務品質
　　　管理系統國際認證

2015 榮獲亞太地區首屆「 健康無國界
　　　病友團體傑出獎 」

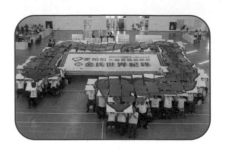

幫助癌友邁向康復之路　我認同。所以。我響應

| 郵政劃撥 | 捐款劃撥帳號：**19096916**
戶名：**財團法人台灣癌症基金會** |

| 電子發票捐贈 | 電子發票捐贈好容易，只要您於開立電子發票之店家
口說愛心碼1799，店家就會將您的發票捐贈台灣癌症基金會！ |

| 信用卡捐款單 | 填寫信用卡授權書 傳真至(02)87879222
並來電(02)87879907分機211 確認 |

姓名/公司：＿＿＿＿＿＿＿＿＿＿＿＿

電話：（O）＿＿＿＿＿＿　　（H）＿＿＿＿＿＿　（手機）＿＿＿＿＿＿＿

地址：☐☐☐＿＿＿＿＿＿＿＿＿＿＿＿＿＿＿＿＿＿＿＿＿

信用卡別：☐ VISA ☐MASTER ☐JCB ☐聯合信用卡　　有效期限：＿＿＿月＿＿＿年止

發卡銀行：＿＿＿＿＿＿＿＿＿＿＿　授權號碼：＿＿＿＿＿＿＿(無需填寫)

信用卡卡號：＿＿＿＿＿＿＿＿＿＿＿＿＿＿＿＿＿＿＿＿＿

持卡人簽名：（需同信用卡簽名）＿＿＿＿＿＿＿＿＿＿＿＿

定期捐款：☐ 月捐300元　☐ 月捐500元　☐ 月捐1000元　☐ 月捐＿＿＿＿＿元

單次捐款：＿＿＿＿＿＿元

謝謝您的愛心！(將開立捐款收據‧得以抵稅)

閱讀健康系列HD3140

防癌抗癌5功寶典

/作　　者/台灣癌症基金會專業醫療團隊&顧問群
選　　書/林小鈴
總 策 劃/彭汪嘉康
總 主 筆/賴基銘
召 集 人/蔡麗娟
企劃統籌/馬吟津、孫佳伶
資深主編/陳玉春
企劃編輯/梁瀞文
特約編輯/黃詩珊

行銷企劃/洪沛澤
行銷經理/王維君
業務經理/羅越華
總 編 輯/林小鈴
發 行 人/何飛鵬

出　　版/原水文化
　　　　　台北市民生東路二段141號8樓
　　　　　電話：02-25007008　　傳真：02-25027676
　　　　　E-mail：H2O@cite.com.tw　Blog：http//: citeh20.pixnet.net
發　　行/英屬蓋曼群島商家庭傳媒股份有限公司城邦分公司
　　　　　台北市中山區民生東路二段 141號2樓
　　　　　書蟲客服服務專線：02-25007718‧02-25007719
　　　　　24 小時傳真服務：02-25001990‧02-25001991
　　　　　服務時間：週一至週五09:30-12:00‧13:30-17:00
　　　　　郵撥帳號：19863813　戶名：書蟲股份有限公司
　　　　　讀者服務信箱 email：service@readingclub.com.tw
香港發行/城邦（香港）出版集團有限公司
　　　　　地址：香港灣仔駱克道 193 號東超商業中心 1 樓
　　　　　email：hkcite@biznetvigator.com
　　　　　電話：(852)25086231　　傳真：(852) 25789337
馬新發行/城邦（馬新）出版集團
　　　　　41, JalanRadinAnum, Bandar Baru Sri Petaling,
　　　　　57000 Kuala Lumpur, Malaysia.
　　　　　電話：(603) 90578822 傳真：(603) 90576622
　　　　　電郵：cite@cite.com.my

城邦讀書花園
www.cite.com.tw

美術設計/小燈罩設計工作室
攝　　影/子宇影像工作室‧徐榕志
運動示範/范榮渝、蔡奕儀
運動指導/林慧芬
製版印刷/科億資訊科技有限公司
初　　版/2017年12月14日
定　　價/450元
ISBN 978-986-95486-4-9 (平裝)
有著作權‧翻印必究（缺頁或破損請寄回更換）

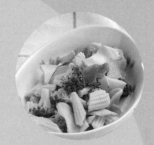
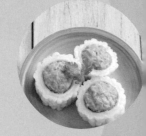
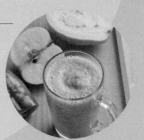

國家圖書館出版品預行編目資料

防癌抗癌5功寶典 /台灣癌症基金會專業醫療團隊
&顧問群合著. -- 初版. -- 臺北市：原水文化出版：
家庭傳媒城邦分公司發行, 2017.12
　　面；　 公分. -- (閱讀健康系列；HD3140)
ISBN 978-986-95486-4-9(平裝)
1.癌症 2.預防醫學 3.健康法

417.8　　　　　　　　　　　　　　106021200

12/20 -7/25